図解

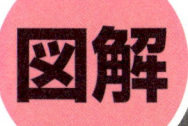

# 歯科医院経営を成功させる50の心理法則

有限会社MUSUHI代表取締役
**妹尾 榮聖** 著

クインテッセンス出版株式会社　2013

Tokyo, Berlin, Chicago, London, Paris, Barcelona, Istanbul, Milano, São Paulo, Moscow, Prague, Warsaw, Delhi, Bucharest, and Singapore

クインテッセンス出版の書籍・雑誌は、歯学書専用通販サイト『歯学書.COM』にてご購入いただけます。

**PCからのアクセスは…**

歯学書　検索

**携帯電話からのアクセスは…**
QRコードからモバイルサイトへ

# ■はじめに

「収益を伸ばしたい！」

これは院長＝経営者であれば、誰もが考えることです。

収益が伸びさえすれば、歯科医院のかかえるすべての問題は解決するはず。毎月の支払に頭を痛めることもなくなるし、給料や福利厚生を充実させれば、スタッフのモチベーションも上がり、歯科医院に対するロイヤリティ（忠誠心）も高まるに違いありません。

そうすれば、スタッフとの関係もギクシャクしなくなるだろうし、スタッフ同士も仲良くなるでしょう。

それに収益が十分にあれば、時間にアクセクすることもなくなるし、心に余裕が出てきて、患者さんともきっと良い関係を築くことができるはずです。

収益さえ伸びれば、その他の問題は取るに足らないものになり、もし問題があったとしても、それらを解決するのは難しくなくなるはずです。

多くの院長先生は、そう思うからこそ、切実に収益を伸ばすことを願ってしまうのです。

ところが、そうやって強く願い、そのためにいろいろな勉強をしているのに、患者数も、自費率も、リコール患者数も、思うように増やすことができないのは、なぜなのでしょう？

それは、経営を成功させる「秘訣」を知らなかったからです！

話は飛びますが、私は、前職を含めて職業柄、これまで国内外の多くの成功者にお会いしてきました。そして、お会いするたびに、成功の秘訣について、お話をうかがってきたのです。

読者の皆さんは、意外に思うかもしれませんが、成功者も、そうでない人も、それほど根本的な実力や才能は変わりません。それに、実際にやっていること（実践していること）も大差はないのです。
　あなたも成功者と呼ばれる人にお会いして、「すごい！」と感じたことがあると思いますが、おそらくその「すごい！」と感じた部分は、その人が成功してから身につけたものだと考えて、ほぼ間違いないでしょう。
　つまり、すごい人だから成功したのではなく、成功することで（もしくは、その過程で経験を積むことで）すごい人になったのです。

　ではなぜ、実力や才能、それにスキルもそれほど変わらないのに、成功者とそうでない人では、結果が大きく違うのでしょうか？
　それこそが、この本で皆さんにお伝えしたいこと。つまり、「成功の心理法則」であり、「成功の秘訣」なのです。
　収益を伸ばそうとしたとき、多くの人は、収益を伸ばすためのノウハウやテクニックを知ろうとします。そのために、本を読んだり、セミナーに参加したり、その上にスタッフを研修会に出席させたりしています。
　そういったノウハウやテクニックを学ぶことは否定しません。それらは、医院の収益を伸ばすために必要なものだからです。でも、そういったノウハウやテクニックを知ることができれば、収益を伸ばすことができると思うのは、危険です。
　なぜなら、ノウハウやテクニックは、樹木でいえば枝葉にあたる部分。しっかりとした根と幹がないのに、枝葉ばかりを茂らすと、その樹木は倒れてしまいます。つまり、うまくいかないのです。
　一方、成功の秘訣とは、樹木でいえば、根っこや幹にあたる部分です。立派な幹や根があってこそ、学んだノウハウやテクニックが活か

せるようになるのです。

　私がサポートしている歯科医院の中には、自費率が70％とか、80％を超えている医院があります。もちろん、患者数も多く、予約表はいっぱいの状態。正直、かなりの収益を上げています。
　こういった医院の院長に話をお聞きしても、皆さん口をそろえて、経営で一番大切なのは、この秘訣だといいます。それを知っていたから（もちろん、実践したから）、成功できたのだというのです。
　そういった院長の中には「なんでみんな、これを実践しないんだろうね……」という方もいらっしゃいますが、それは仕方がないことです。だって、秘訣とは文字どおり「人には知られていないもっとも効果的な方法。とっておきの手段」のことなのですから、知らなくて当然です。
　この「秘訣」「心理法則」をあなたに知っていただくのが、この本の目的です。この本を読み終わる頃には、先生の経営に対する考え方は、これまでとまったく違うものになっているでしょう。そして、この秘訣を実行すれば、歯科医院経営は今とはまったく違うものに変わります。
　ぜひ、ワクワクしながら読みすすめてください。

　2013年9月9日

　　　　　　　　　　　　　　　　　　　　　　　妹尾　榮聖

■もくじ

はじめに／3

## 第1章　歯科医院を成功させる秘訣は幸せのカタチを考えること　9

1　まずは"成功"について考えてみよう／10
2　経営の目的とは経営者が幸せになること／12
3　自分の幸せのカタチを考える／14
4　「考える」ということは自問自答すること／16
5　幸せのカタチを見直し具体化する／18
6　幸せのカタチこそ経営の羅針盤／20
7　院長の2つの側面——医療人と経営者／22
8　なぜ医院の経営がうまくいかなかったのか？／24
9　歯科医院経営を成功させるには？／26
10　医療人としての幸せを考える（1）／28
11　医療人としての幸せを考える（2）／30

## 第2章　歯科医院を成功させるための戦略を持つ　33

12　高い視点を持って経営をしよう
　　　　　——哲学を持つと視点が変わる／34
13　開業するには必ず哲学があるはず／36
14　なぜミッションを持つことが大事なのか／38
15　戦略とは重要順位をつけること／40
16　戦略は逆算で思考するのが成功への近道／42

# もくじ

17 戦略のプロセスをイメージする／44

18 収益に転換するには何が必要か？／46

## 第3章 コミュニケーションで人を動かし、強い組織にする　49

19 スタッフと患者さん、どちらから取り掛かるべきか？／50

20 経営を学ぶ院長＝経営者が陥るジレンマ／52

21 スタッフに経営者感覚を求めるのは無理！
　　　　　　　　　　　　サポーター感覚を持たせよう！／54

22 コミュニケーションのコツは「誰と話すのか」を知ること／56

23 ストレスが起こす脳の構造と行動プロセスを知る／58

24 人はストレスを受けると自己正当化が始まる／60

25 ストレスを解消しなければ、組織はよくならない／62

26 コミュニケーションで人が行動を起こすプロセス／64

27 謝り方の効果を活用して傾聴させる方法／66

28 謝るにも、謝るための下準備をする／68

## 第4章 一瞬でスタッフが変わる魔法のミーティング　71

29 「導入」→「理想」→「謝罪」→「補充」→「協調」の流れが
　　　　　　　　　　　ミーティングを成功させる基本！／72

30 スタッフの共感を得る正しいミーティングの手順／74

31 院長が理想を語ることで動機づけをはかる／76

# ■もくじ

32 院長の一方的な話ではなくみんなの意見を聞く／78
33 人間の脳は方向性を与えられると活性化する／80
34 魔法のミーティングでモチベーションはなぜ上がる？／82
35 責任の所在と権限を決める／84
36 人間脳に働きかけるコミュニケーションをとる／86
37 自分で考えることのできるスタッフをつくる／88
38 スタッフが"医院全体を見る目"を養う／90

## 第5章　人間を大切にする歯科医院を目指す　93

39 "モノ視点"ではコミュニケーションにならない／94
40 あなたの相手はヒト（？）　モノ（？）／96
41 モノ視点は組織を最悪の状態にする／98
42 モノ・モノ視点のスパイラルから抜け出す／100
43 相手をヒトとして見る"魔法の質問"／102
44 お互いに確認をすることで理解を深める／104
45 人間関係は自分関係、まず自分との
　　コミュニケーションを／106
46 デンタルIQよりもクリニックIQが成功のポイント／108
47 クリニックIQをどうやって伝えるのか？／110
48 これからの歯科医院経営で成功するキーポイント／112
49 幸せな成功者になるための"7つの鉄則"を実践する／114
50 自院をブランド化していこう／116

# 第 1 章
## 歯科医院を成功させる秘訣は幸せのカタチを考えること

## 1 まずは"成功"について考えてみよう

　歯科医院であれ、一般の会社であれ、経営をしているからには「経営を成功させたい」と思っているはずです。
　そこで、経営を成功させるために、まず「成功って何だろう？」ということを考えていただきたいのです。
　先生にとって、経営が成功したとはどんな状態になることですか？
　「おいおい、そんなことはどうでもいいから、手っ取り早く収益が伸びる方法を教えてくれ！」などといわないでください。実は「成功って何だろう？」を考えることが、成功への一番の近道だからです。
　私の友人で、ゴルフクラブアナリストのマーク金井さんが、以前、こんなことを教えてくれました。
　「ゴルフを始めた最初の1年で、変なフォームを身につけ、20年かけてそれを直していく。それがたいていの人のゴルフ人生だ」
　経営も同じ。成功を目指すなら最初が肝心です。成功させたいと思いながら、成功について考えていなければ、事業を始めたあと、たくさんの時間を使って、それを矯正しなくてはいけなくなるのです。
　それに、考えるということは、とても大切なことです。ある意味、何かを学ぶよりも大切なこと、経営で一番重要だといってもいいでしょう。だって、問題の解決、アイデアの創造、決断や判断など、経営とはまさに考えることでもあるのですから。
　成功している経営者は、みんな業務とは別に、考える時間を確保しています。そうやって、問題解決の方法から未来のビジョンまで、しっかり考えているから成功しているのです。
　もちろん、世の中には、あまり考えていないのに成功できている人

第1章　歯科医院を成功させる秘訣は幸せのカタチを考えること

〔図表1〕　　　　成功者は2つのタイプに分けられる

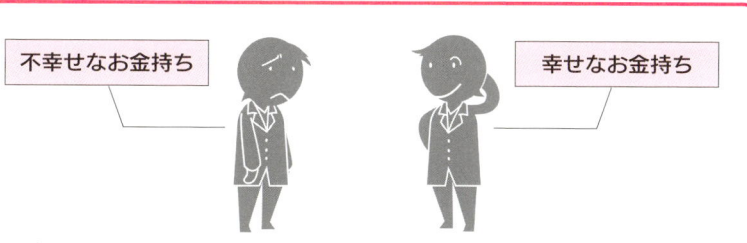

不幸せなお金持ち　　　　　　　　　幸せなお金持ち

不幸せなお金持ちにならないためには、経営のコアクエスチョンを考えること！
【経営のコアクエスチョン】
「自分にとって成功したとは、どんな状態になることなのか？」

もいます。そういう人はいわゆる天才タイプが多く、しっかり考えた人と同じ答えを直感的にはじき出す嗅覚のようなものを持っているのです。これは、常人には真似ができないことです。

　作業することだけが仕事だと誤解してはいけません。それは仕事のほんの一部にすぎません。それに、作業なら他の人でもできますが、経営を考えることは、スタッフに任せることも、外注することもできません。他の人でもできることは人に任せ、経営者にしかできない仕事をしっかり行う──これが経営を成功させる一つのカギです。

　成功について、一般的に多い価値観は「成功＝お金持ちになる」です。でも、本当にそれが成功なのでしょうか？

　世の中には、事業を頑張って、たくさんのお金を手に入れたのに、幸せでない経営者はたくさんいます。いわゆる「不幸せなお金持ち」と呼ばれる人たちです。

　不幸せなお金持ちも、事業で結果を出すために、誰よりも頑張ったでしょう。その結果が不幸せな状態だとしたら、泣くに泣けません。そうならないために「成功」について考えておくべきなのです。

## 2 経営の目的とは経営者が幸せになること

　経営は、簡単なものではありません。収益を伸ばすことを考えたり、スタッフが気持ちよく働ける環境づくりをするだけでなく、資金繰りのこと、スタッフ間のこと、患者さんとのトラブルなど、頭を痛めることも少なくありません。それに、医院のための借入れでも、連帯保証人になるので、最後の責任は取らないといけないのです。
　そんな重責に耐えながら、なぜ私たちは医院を経営しているのでしょう？
　歯科医師の国家資格を取得したから？　いえいえ、そうではありません。それなら勤務医という選択肢もあります。勤務医のほうが、経営者になるよりも収入は少ないかもしれませんが、重責がないことや決まった収入が保証されていることを考えれば、費用対効果のいい選択かもしれません。
　実際、「勤務医の頃はよかったなぁ」と思ったことのある院長も、少なからずおられるのではないでしょうか。
　なぜ、経営をしているのか。それは、経営者自身が「幸せになるため」です。
　誰かに奉仕するためでも、何かの犠牲になるためでもなく、自分自身が幸せになるために、経営をなんとかしようと、もがき苦しんでいます。つまり、経営の目的は「経営者が幸せになる」ことです。
　もちろん、これは「自己中心になりましょう！」「儲かれば何をしてもいいですよ！」という提案をしているわけではありません。
　一方が得をして、もう一方が損をするという関係は、一時的には成立しても、長続きはしません。それに、その関係が強化されることも

第1章　歯科医院を成功させる秘訣は幸せのカタチを考えること

〔図表2〕　　　　　　　経営のパラダイムシフト

> 経営の目的：「経営者が幸せになること」
> 目標達成のポイント：「経営の目的を達成するためには、ステークホルダーも幸せにすること」
> ★経営を成功させるには「成功＝お金持ちになる」から、「成功＝幸せになる」へ、パラダイムシフトを起こすこと

ありません。

　経営は生涯を通じて行っていくものですから、たとえば経営者だけが高給をとって、スタッフは薄給とか、医院は儲かるけど、患者さんの満足度は低いという関係では、継続的な発展はないのです。

　つまり、スタッフ・患者さんはもちろん、業者さんまで、事業を取り巻く人たち（ステークホルダー）を幸せにしなければ、経営の最終目的は達成できないということです。

　世の中には、不幸せなお金持ちがたくさんいることは、すでにお話をしました。

　不幸せなお金持ちとは、経営を成功させ、たくさんのお金を手に入れたが、時間がまったくなくなって、家族と過ごすことも、自分の好きなこともできなくなった人。収入はたくさんあるけど、信用できる人が誰もいず、スタッフだけでなく、家族からも嫌われている人。儲かっているけど、仕事にやりがいを感じることができず、充実感も達成感もなく、ただ毎日、忙しく働いている人……などです。

　そうなってしまったのは「成功＝お金持ちになること」という価値観で頑張ってしまったからです。同じ轍を踏まないためには、経営の目的が「経営者が幸せになる」ことであり、それを達成するのが成功だという価値観。つまり、「成功＝幸せになること」という価値観を持つべきなのです。

## 3 自分の幸せのカタチを考える

　幸せのカタチは、人それぞれ違います。
　収入が増えれば増えるほど幸せという人もいれば、収入はそれほど必要ないけど、大切な人と過ごしたり、好きなことをする時間があるのが幸せという人もいます。
　人が好きで、自分の時間より、仲間と一緒にワイワイやっているのが幸せという人もいるでしょう。
　人間が感じる代表的な幸せの要素は「①収入」「②時間」「③人間関係」「④満足感」「⑤自己成長」の5つに分けられます。これらの要素について、3年後、もしくは5年後に、自分がどんな状態になっていたいのかを考えてみてください。
　①の収入は、手取りでほしいお金。②の時間は、1週間をどんなタイムスケジュールで過ごしたいのか。たとえば、5年後、週休2日で働いているのか、週休4日で働いているのかなどです。
　年に4回は家族で海外旅行に行く、オリンピックやワールドカップの年は、試合を会場まで見に行くなど、年間にどんな時間を使いたいのか、あるいは日常の中で、自分のために、どんな時間を使いたいのかも考えます。自分の趣味や勉強のために、どれくらいの時間を使いたいのかということです。
　③の人間関係とは、スタッフや患者さん、友人や家族と、どんな関係を築きたいのか。たとえば、スタッフや患者さんと家族のように付き合いたい人もいれば、ドライに仕事と私生活をまったく分けた関係でいたいという人もいるでしょう。
　④の満足感は、仕事をする中で、どのような充実感・達成感、勝利

第1章　歯科医院を成功させる秘訣は幸せのカタチを考えること

〔図表3〕　　　　　　　　幸せとは？

幸せの要素が、自分の心地よく感じられるバランスになった状態

幸せの要素
- 収　入
- 時　間
- 人間関係
- 満足感
- 自己成長

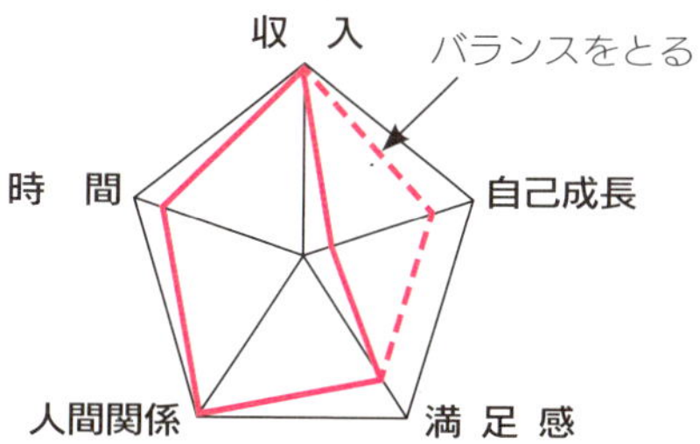

（レーダーチャート：収入・自己成長・満足感・人間関係・時間／バランスをとる）

感・幸福感を感じたいのか。

⑤の自己成長は、仕事を通して、どんな人間性を構築していきたいのか、どんな器の人間になりたいのかなどです。

最初は、思いついたままを箇条書きでいいので紙に書き出し、それをまとめてA4用紙1ページ（1000文字程度）くらいの文章に仕上げます（収入だけは短い箇条書きになります）。

これらの5つの要素と幸せは、栄養素と健康の関係に似ています。どんなに体に良いものでも、特定の栄養素だけを大量に摂取していては健康になることはできません。逆に、過剰摂取で体調を崩すことさえあります。不幸せなお金持ちたちは、お金さえあれば幸せになれると信じ、それだけを追い求めたので不幸せになったわけです。

必要な栄養素を、バランスよく摂取することで健康になれるように、幸せの5つの要素がバランスよく満たされることで、本当の幸せが手に入るのです。

もちろん、幸せの要素は、この5つだけに固着する必要はありません。他にも「自分にとっては、こういうことも大事（欲しいものなど）」という要素があれば、それも加えて考えるようにしてください。

15

## 4 「考える」ということは自問自答すること

「考える話ばかりだけど、成功の秘訣はいつ出てくるんだろう」
もしかして、そろそろそんなことを考えている頃かもしれません。
でも実は、すでにその秘訣に向かって確実にすすんでいるのです。なぜなら、秘訣は教えてもらうことで、自分のものにできるものではなく、自分で考えることで習得できるものだからです。
「自分にとっての成功ってなんだ？」
「何のために、経営をしているのか？」
「どうなれば自分は幸せを感じるのか？」
こういったテーマについて考えることは、「自分とは何か？（自分は何者なのか？）」を考えることです。その答えに行き着くには、真正面から自分に向かい合う必要があります。
考えていく過程では、重要なことなのに、日頃の忙しさにかまけて、そういったことから目をそらしてきた自分に気づいたり、嫌な部分や弱い部分など、向かい合いたくない自分に遭遇することだってあるかもしれません。しかし、そういったことにしっかり向かい合い、「自分とは何か？」という答えに到達することこそが、経営を成功させるのには必須なのです。なぜなら、自分に向かい合えない人は、経営にも、スタッフにも、患者さんにも、自分の人生にも向かい合うことができないからです。それでは、結果は出るはずがありません。
かつてバブルの頃、女性にモテるための本や雑誌が多数発行されていました。女性にモテるためのファッション、デートコース、口説き文句など、女性を落とすためのノウハウやテクニックがたくさん紹介されたものです。

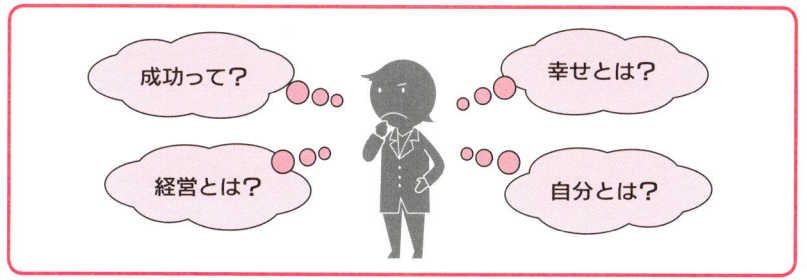

〔図表4〕　　　　成功する経営者はたえず自問自答する

- 成功って？
- 幸せとは？
- 経営とは？
- 自分とは？

　ところが、こういった本や雑誌を読んでいる男性は、女性から「マニュアル男」といって馬鹿にされました。今風にいうと「キモイ」といって嫌われたのです。なぜなら、本や雑誌を読んだ男性たちは、お洒落なお店や話題はよく知っていても、中身がなかったから。表面だけを取り繕い、「こうすれば喜ぶんだろう」なんて押しつける男性は、女性にすればキモイのです（これは女性に聞くとよくわかります）。

　経営も同じ。うまくいく知識をいくら持っていても、人様に魅力を感じてもらうことはできません。そんな薄っぺらな経営者に、誰がついてくるでしょうか。そして、苦しい状態になったとき、誰が損得抜きでその人を支えたり、協力しようとするでしょうか。

　成功している経営者は、例外なく人間として魅力的です。その魅力は、彼らが「自分」というものを、しっかりと持っているから感じさせられるのです。

　考えるという行為は、心や思考を「練る」こと。じっくりと練られることで、人間としての魅力が出てくるのです。ですから、考えることは重要なんです。上っ面を整えるだけで成功できるほど、経営は甘くないということです。考えることで、心や思考が練られ「自分」がつくられる──自分とは信念。信念がある人は筋が通っていて、一貫性があるので、魅力的な人となります。

## 5 幸せのカタチを見直し具体化する

　成功とは幸せになることで、幸せを感じる状態は人によって違います。幸せの要素が、自分が心地いいバランスで整うこと。それが先生にとっての「幸せのカタチ」なのです。

　幸せの各要素について、Ａ４１枚程度に書き出したら、いったんそれを机の引き出しにしまいます。そして、24時間後、再び引っ張り出してきて、それを読み直すのです。

　普通の人は、普段、自分がどうすれば幸せなのかなどと考えながら生活していません。ですから、急に「５年後の幸せのカタチを書き出してください」といわれても、なかなか思いつきません。そんな状態で書き出したものは、不完全なものになりがちなのです。

　それに、思いつくままに書き出すと、一般的に理想と思われる状態を書いてしまう場合もあります。それは、あくまで世の中で一般的な理想であって、自分にとって、本当に心地いい状態ではないかもしれません。

　そこで１日、時間を置くことで、脳が沈静化するのを待ち、もう一度、考え直します。

　人間の脳は、方向性を与えられると、その方向で物事を考え続ける性質があります。ですから、一度、自分の幸せのカタチを考えると、書き終えた後も無意識に、そのことを考えるようになります。

　実際に、５年後になりたい姿を書き出すと、その後、他のことをしている時に、「そういえばこんなことも……」と思いつく自分に気づくはずです。

　ですから、時間をおいてから（といっても、数日も時間をおくと忘れ

第1章 歯科医院を成功させる秘訣は幸せのカタチを考えること

〔図表5〕　　　　　幸せのカタチを具体化する

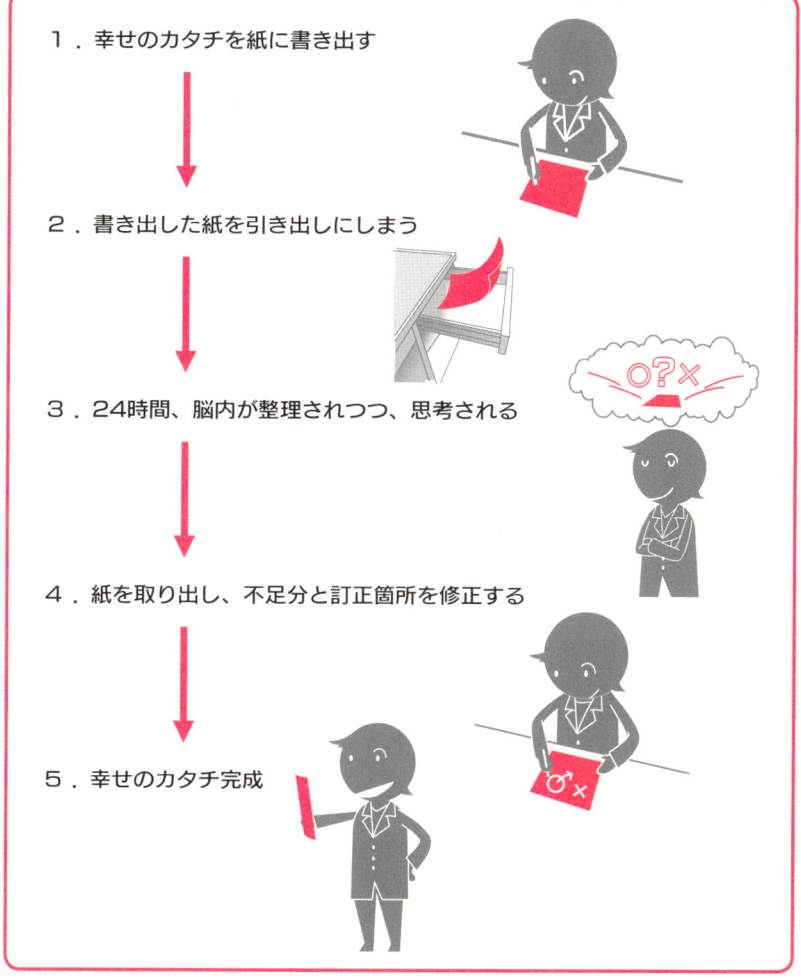

1．幸せのカタチを紙に書き出す

2．書き出した紙を引き出しにしまう

3．24時間、脳内が整理されつつ、思考される

4．紙を取り出し、不足分と訂正箇所を修正する

5．幸せのカタチ完成

てしまうので、24時間くらいにしてください)、その紙を見て、「これは違うなぁ」という部分を訂正し、「これは書き忘れていた」というものを書き加えることで、本当に自分が達成したい幸せのカタチを明確にすることができるのです。

19

## 6 幸せのカタチこそ経営の羅針盤

　ここまで読んできて、「なんだ、経営の秘訣というより、自己啓発みたいだなぁ」と思われている方がおられるかもしれません。でも、実はここまで、経営を成功させるために、とても大切なことを考えてきたのです。

　大航海時代、ヨーロッパから多くの船が新大陸を目指して旅立ちました。一度、大海原に出てしまえば、見渡す限り、海、海、海で、何の目標もありません。

　そんな中で、彼らが迷わず船をすすめることができたのは、「羅針盤」があったから。ですから、迷って余計な回り道をすることなく、目的地を目指すことができたのです。

　経営をしていくのは、船を海に漕ぎ出すようなもの。大海原で方向を見失わず、目的地に到達するには、羅針盤が必要です。経営において、その羅針盤の役割をしてくれるのが「幸せのカタチ」です。

　たとえば、5年後、週に5日間は働くと考えている人と、週に3日と考えた人では、必要な組織や体制は違ってきます。前者なら、今のまま組織を強化していくでしょうし、後者なら、勤務医を雇ったり、歯科衛生士を増やすと同時に、自分がいなくても収益がつくり出せる体制を整える必要があります。

　5年後の収入を達成するのだって、今のままの延長でいい場合もあれば、自費率やリコール患者数を増やしたり、分院展開する必要がある場合もあるでしょう。もしかしたら、別にビジネスを始めるという選択肢もあるかもしれません。

　スタッフや患者さんとどんな関係をつくりたいのかによって、ス

〔図表6〕　　　　　幸せのカタチは経営の羅針盤

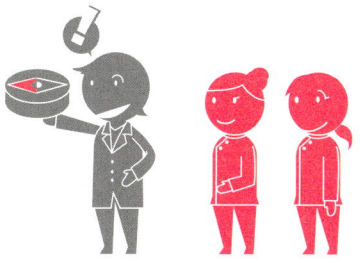

★幸せのカタチをもとに経営をすることで、経営目的を達成できる

タッフ教育の内容や、患者さんへの対応の仕方は違ってきます。

　残念ながら、現在、多くの歯科医院では、他院でうまくいった方法や、コンサルタントがいう「こうすればうまくいく」といった方法を、そのまま受け入れる傾向があります。

　でも、他院でうまくいった方法も、それが院長の経営目的（つまり、経営者が幸せになれる経営のカタチ）を達成するものでなければ、それを学んでも意味がありません。極論をいえば、本当は時間がほしいのに、収益が増えるからといって、年中無休にしてはダメなのです。

　自分の幸せのカタチが明確になると、どこを真似るべきか、何を学べばいいのかを判断できるようになります。羅針盤に沿って考えればいいのですから簡単です。

　それに、幸せのカタチがハッキリすると、なにをやるべきで、何をやらないのかも、判断できるようになります。P・F・ドラッカーは、「リーダーシップとは一貫性である」といっていますが、ブレることなく、やるべきことだけを実行するようになると、スタッフの忠誠心も高まります。

　このように幸せのカタチは、経営のベースになるもので、歯科医院経営を成功させる羅針盤なのです。

## 7 院長の２つの側面──医療人と経営者

　歯科医院の経営目的を達成するために、もうひとつ考えておかなければいけないことがあります。

　歯科医院経営者、つまり院長は「医療人」と「経営者」という２つの側面を持っています。

　この２つの側面の幸福度をマトリクスにすると、右図のようになります。０（ゼロ）の位置がスタート地点で、タテ軸が医療人としての幸福度を、ヨコ軸が経営者（院長）としての幸福度を表しています。

　医療人としての幸福は、医療人として納得や満足ができる理想の医療を提供したときに満たされ、経営者としての幸福は、収益が伸びたときに満たされます。

　①のポジションは、理想の医療が提供できていないし、収益も少ない状態。
　②は、理想の医療は提供できているけど、収益が少ない状態。
　③は、収益は多いけど、理想の医療が提供できていない状態。
　④は、理想の医療が提供できていて、収益も多い状態。

　さて、院長は①から④のどのポジションになりたいですか？　つまり、どこを目指すのかを考えていただきたいのです。

　①は、医療人としても、経営者としても、ストレスの多い状態ですから論外ですね。

　②や③のポジションでいいという院長もおられるかもしれません。どんな経営をするのかは、院長が決めることなのですから、それでも悪くはないのです。

　でも、多くの院長は④のポジションになりたいと希望されると思い

〔図表7〕　幸福度マトリクス

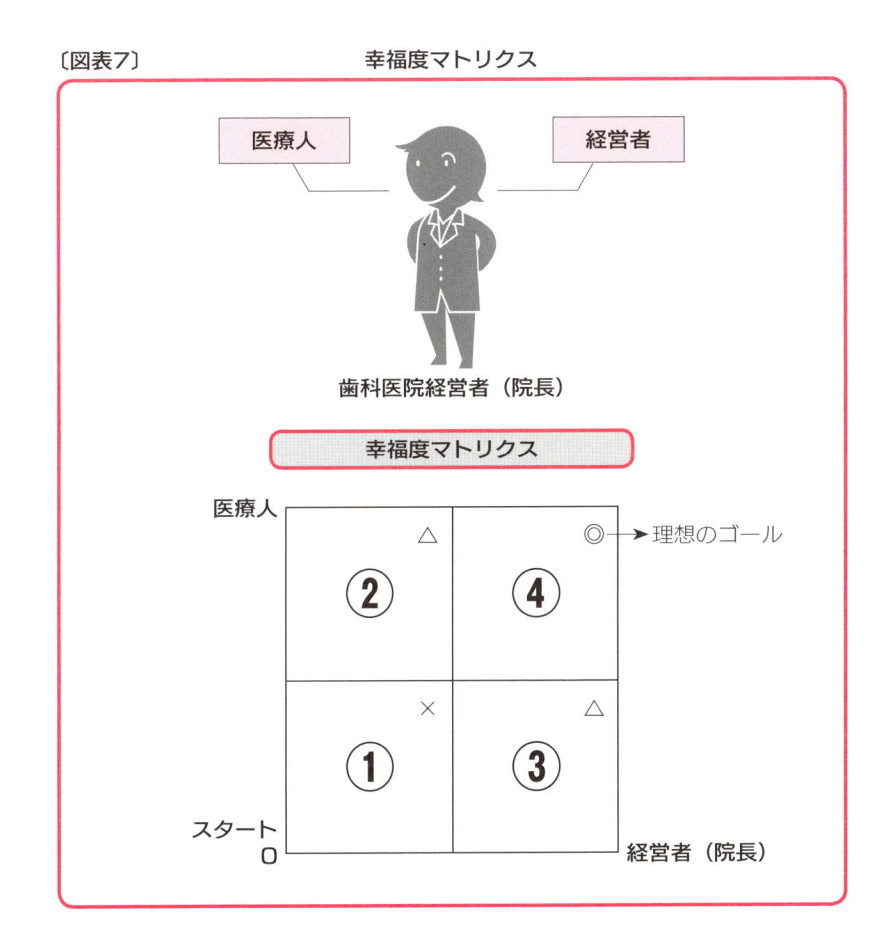

ます。

　時々、医療人としての良心を満たす医療を提供することと、経営者として満たされることは、相反するものだと考えている先生がいますが、そんなことはありません。実際、世の中には④のポジションを実現している歯科医院はたくさん存在しています。

　正しく行っていけば、医療人としての幸福と、経営者としての幸福は、両立できるものなのです。

## 8 なぜ医院の経営がうまくいかなかったのか？

　経営者として、収益を伸ばすために、これまでたくさんの勉強をしてきた！　もちろん実践も。それなのに、うまくいかない！　そんな悩みをお抱えの院長も多いのではないでしょうか？

　医院経営がうまくいかない理由は「(1)方法を間違えている」「(2)実践の仕方を間違えている」「(3)継続していない」、そして「(4)心理ブレーキがかかっている」の4つです。

　(1)、(2)、(3)がうまくいかないのはわかります。やるべきことが間違えていたり、その実践方法が間違えていれば、結果は出ません。それに、(1)と(2)をクリアしても、継続しなければ結果を出すことはできません。

　(4)の「心理ブレーキ」とは、何かを実行・実践しようとしたとき、心に感じる抵抗感です。

　この心理ブレーキの力は、私たちが考える以上に強力で、その人の思考や行動を強く抑制します。その結果、真剣に取り組めなかったり、全力を出すこと、それに継続することができなくなります。それでは、結果が出ないのは当然です。

　私が見るところ、歯科医院の先生の多くは歯科治療が大好き。そして医療人としての誇りも持っています。ですから、それらが満たされないカタチで、収益だけを伸ばそうとすると、そこに強い心理ブレーキがかかるのです。

　幸福度マトリクスのポジション④に到達するには、一度、③を達成してから④に至るルートと、②を達成してから④に至るルートがあります。

第1章 歯科医院を成功させる秘訣は幸せのカタチを考えること

〔図表8〕　医院経営がうまくいかなかった理由

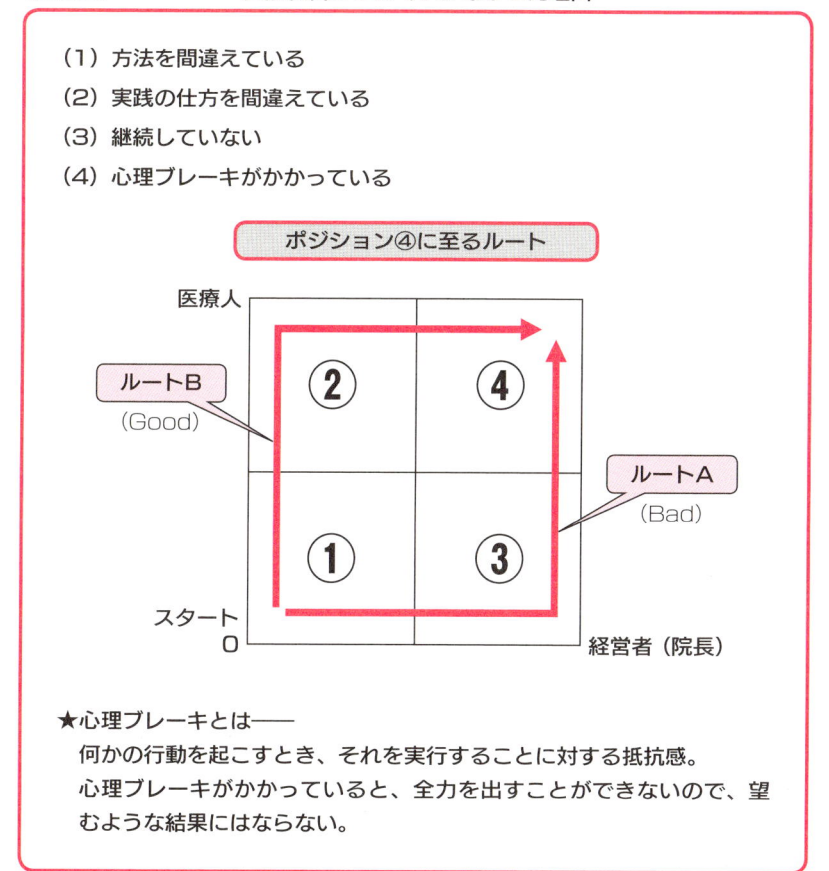

(1) 方法を間違えている
(2) 実践の仕方を間違えている
(3) 継続していない
(4) 心理ブレーキがかかっている

ポジション④に至るルート

医療人

ルートB (Good)

②　④

ルートA (Bad)

①　③

スタート 0　　　　　経営者（院長）

★心理ブレーキとは──
何かの行動を起こすとき、それを実行することに対する抵抗感。
心理ブレーキがかかっていると、全力を出すことができないので、望むような結果にはならない。

　学んだ内容が、どんなに効果的に収益を伸ばす方法だとしても、それが医療人としての良心を満たさない方法だと、心理ブレーキがかかります。また、商売人と同じようなことをすることや、経験したことがないことを実行することに、抵抗感を持つ人もいます。
　こういった心理ブレーキこそが、さまざまな経営系のセミナーや研修に参加をしても、結果を出せなかった最大の理由なのです。

# 9 歯科医院経営を成功させるには？

　「良心」と「邪心」——力が強いのはどちらだと思いますか？
　セミナーなどでこの質問をすると、ほとんどの方が「邪心」と答えます。実際、世の中には邪心の誘惑に負け、人生を踏み外すに至る人がいるのですから、そう考えて当然です。
　でも、本当に力が強いのは「良心」なのです。
　有史以来、良心に呵責を感じることをしたために、それを後悔しながら人生を送った人、精神に異常をきたした人はたくさんいます。中には自らの命を絶った人さえいるのです。しかし、「なんで、オレは悪いことをしなかったんだ！」と邪心の呵責に悩み、苦しみ続けた人はいません。逆に、昔、邪心の誘惑を受けたけど、「あの時、悪いことをしなくてよかった」と思っている人はいます。邪心は湧いてきやすいものですが、その力は良心ほど強くはありません。
　そして、心理ブレーキでもっとも力が強いのも「良心の呵責」です。医療人として、自分が納得・満足・誇りを持てる治療方法でなければ、強い心理ブレーキがかかります。そのままの状態では残念ながら成功するのは難しいのです。
　この心理ブレーキの厄介なところは、顕在意識では、それほど抵抗を感じていなくても、潜在意識においてブレーキがかかることもあるということ。たとえば、医療の世界で働いてきた人は、商売人と同じようなことをするのに、無意識のうちに抵抗を感じたりします。
　ですから、自分の考える「理想の医療」を提供し、それを収益に変えていくルートのほうが、行動を起こしやすいし、院長の持っている力をすべて発揮することができるので、成功しやすいわけです。

第1章　歯科医院を成功させる秘訣は幸せのカタチを考えること

〔図表9〕　　　　　　　なぜ心理ブレーキがかかるのか

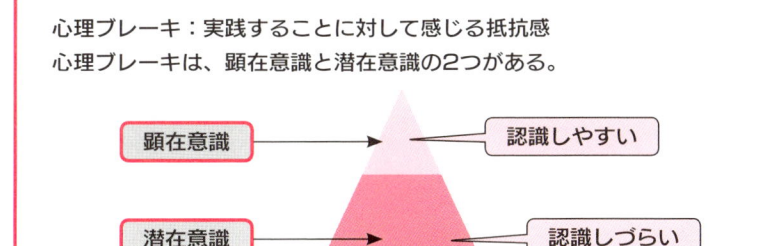

> 心理ブレーキ：実践することに対して感じる抵抗感
> 心理ブレーキは、顕在意識と潜在意識の2つがある。
>
> | 顕在意識 | → | 認識しやすい |
> | 潜在意識 | → | 認識しづらい |
>
> 潜在意識の中には、普段の業務の中で感じていることが蓄積されている。そして、医療機関で働く人は、商いやビジネスというキーワードに抵抗感を持つことが多い。

　大工道具の錐は、材木に穴を開けるために使う道具です。錐があれば、どんな硬い木にでも穴を開けることができます。それは、回す力と押す力を、錐の先の一点に集中しているからです。

　成功者の中には、成功しなかった人と、実力がそれほど変わらない人が多いことはすでに述べました。その結果を分けている秘密のひとつは「集中」です。成功している人は、自分の持っている力を一点に集中しています。そうでない人はうまくいく（うまくいっている）という話を聞くと、それを少しだけ実践し、また別の方法を知ると、それを実行する……といった具合に、あれにもこれにも手をつけ、力を分散させてしまっています。

　人間が持っている能力や時間は有限です。それを一点に集中している人と拡散している人。実力が同じなら、前者のほうがうまくいくのは当然です。ブレーキを外すと同時に、力を本当に大切な一点に集中する――これこそが、一般人と実力は変わらないのに、成功して大きな結果を手に入れている人たちに共通した秘密のひとつなのです。

# 10 医療人としての幸せを考える(1)

　さて、どんな医療を提供すれば、医療人として心からの満足感や幸福感を持てるのかを考えてみましょう。
　次の質問を考えてみてください。
　Ｑ１：どんな医療を提供したいのですか？
　Ｑ２：どうして、その医療を提供したいのですか？
　Ｑ３：なぜ、その医療を提供したいと考えるようになったのですか？
　Ｑ４：理想の医療を提供するために、どのような点にこだわっていますか？

　Ｑ１は、院長にとっての「理想の医療」を考える質問です。
　「痛くない」「早く治す」「むし歯にしない」「安心して受けられる」「自分の歯を使い続けられる」「心までケアする」「希望を最大限に叶える」「身内に受けさせたい」など、院長にとっての理想の医療のカタチを考え、紙に書き出してください。
　Ｑ２は、その理想の医療を行いたい理由を考える質問です。
　どうして、数ある医療のカタチの中で、それが「理想」だと思うのでしょうか？　そして、どうして、それを提供したいと考えているのですか？
　Ｑ３は、それが理想の医療だと考えるようになった、もしくはその医療を提供したいと思うようになった背後にあるストーリーです。人によっては、幼い頃の体験かもしれませんし、学生時代の恩師や、歯科医師になってから影響を受けた先輩や患者さんとの間に起こった

第1章　歯科医院を成功させる秘訣は幸せのカタチを考えること

〔図表10〕　　　　　　理想の医療を考える(1)

> 心からの満足感や幸福感を持てる「理想の医療」を考える質問(1)
> Q1：どんな医療を提供したいのですか？
> Q2：どうして、その医療を提供したいのですか？
> Q3：なぜ、その医療を提供したいと考えるようになったのですか？
> Q4：理想の医療を提供するために、どのような点にこだわっていますか？
>
> - 技術や知識の習得
> - インフォームドコンセント
> - 対応
> - 設備
> - アフターフォロー
>
> これまで漠然と考えてきたものを、具体的に表せるように自問する。自分に問いかけることで、答えを見つけるだけでなく、思考が練られ、経営者としての核がつくられていく。

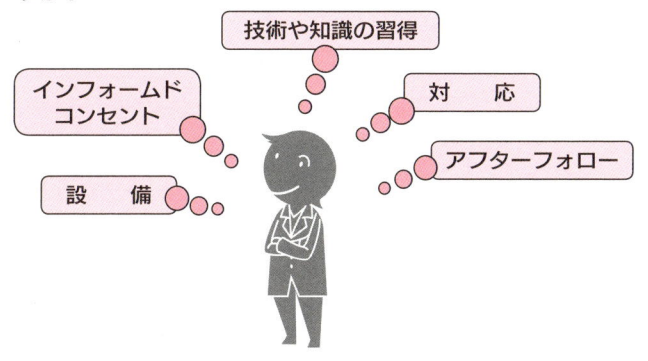

出来事なのかもしれません。また、医療とまったく異なる場所で、それを考えるようになったのかもしれません。

Q4は、院長が理想の医療を行うためにこだわっている点です。

もし現在、自分が理想とする医療を提供できていないとしたら、それを提供するために、インフォームドコンセント、技術や知識の習得、設備、対応、アフターフォローなど、こだわりたい点を考えてください。

各項目について、しっかりと考え、できる限り具体的に書き出すようにしてください。

## 11 医療人としての幸せを考える(2)

　続けて、どんな医療を提供すれば、心からの満足感や幸福感を持てるのかを考えてください。
　Ｑ５：理想の医療を誰に受けてほしいですか？
　Ｑ６：その治療は、患者さんにどんなメリットを与えますか？
　Ｑ７：その治療を受けると、患者さんの生活にどんな変化が起こりますか？
　Ｑ８：その変化が起こることで、患者さんはどんな感情になりますか？
　Ｑ５は、理想の治療を、どのような人に受けてほしいのか。広くいえば「どのような層の人」に治療を受けてほしいのかということです。
　年齢・収入・ライフスタイルなどの「外的要因」で層を選んでもいいですし、嗜好・興味・関心事などの「内的要因」で選んでいただいても結構です。もし、どのような層に受けてほしいのかをイメージすることができなければ、具体的に誰に受けてほしいのか個人名で考えてください。身近な人や友人、既存の患者さんの中から、「この人（こんなタイプの人）に受けてもらいたい」という人を選ぶのです。
　Ｑ６は、理想の治療を受けることで、Ｑ５の人は、どんな恩恵・メリットを受けることができるのか。「高いレベルの医療が受けられる」「安心の治療を受けることができる」「お口の健康が保たれる」など、治療によって、患者さんが直接手に入れるメリットを書き出します。
　Ｑ７は、その恩恵を受けることで、その患者さんの生活に、どのような変化が起こるのか。大きな変化だけでなく、小さな変化まで考えるようにしてください。たとえば「お口の健康が保たれる」ことで、

〔図表11〕　　　　　理想の医療を考える(2)

> 心からの満足感や幸福感を持てる「理想の医療」を考える質問(2)
> Q5：理想の医療を誰に受けてほしいですか？
> Q6：その治療は、患者さんにどんなメリットを与えますか？
> Q7：その治療を受けると、患者さんの生活にどんな変化が起こりますか？
> Q8：その変化が起こることで、患者さんはどんな感情になりますか？
>
> 　　朝起きた時にお口がネバネバしない
> 　　自分の歯で食べ続けることができる
> 　　成人病のリスクが減少する
>
> Q8の答えに心から喜びを感じるなら、Q1の答えを実現していくことに、心理ブレーキはかからない！

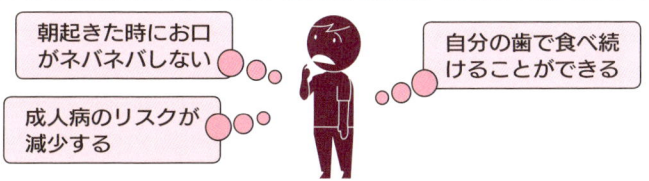

「朝起きた時にお口がネバネバしない」「自分の歯で食べ続けることができる」「成人病のリスクが減少する」といったものです。

　Q8は、Q7の変化が起こることで、患者さんはどんな感情を味わうのか。朝起きた時にお口がネバネバしなかったら、患者さんはどんな感情になるのでしょう。歳をとっても自分の歯で食事を摂ることができたら、患者さんはどんな感情を味わうのでしょうか。患者さんのその場面を頭の中で描写し、書き出してください。

　そして、少し落ち着いてから、患者さんが味わっているシーンをイメージしてみてください。それを見て、あなたは医療人として、心の底から喜びを感じることができるでしょうか？

　答えが「YES」なら、その医療（Q1で書き出した医療）を提供することが、あなたにとっての医療人としての幸せ。その医療を提供していくことに、心理ブレーキがかかることはないのです。その医療を提供することに集中し、それを現金化する方法をとることです。

# 第2章

# 歯科医院を成功させるための戦略を持つ

## 12 高い視点を持って経営をしよう
―― 哲学を持つと視点が変わる

　分野に関係なく、世の中で成果を出しているすべての人に共通していることがあります。

　それは「哲学を持っている」ということです。これは自分の周りを見てみるとよくわかるのですが、経営がうまくいっている医院の院長ほど、信念や信条、強いこだわりなどを持っています。

　ではなぜ、哲学を持っている人はうまくいくのでしょうか？

　その一番の秘密は、哲学を持つと「視点が高くなる」ことにあります。たとえるなら、「売上を増やしたい」とだけ考えている人は、地面の上に立っているようなもの。そして、哲学を持っている人は、スカイツリーの展望台にいるようなものです。

　地面に立っている人は、目の前に2mの壁があれば、その向こうは見えなくなりますし、障害物のない海岸線に立っていたとしても、それほど遠くまで見ることはできません（身長170cmの人間だと水平線までの距離は4km）。

　スカイツリーの展望台の人は、100mや200mのビルがあっても気にならないし、天気が良ければ、遠く富士山まで見ることができるでしょう。

　経営でも、視点が低い人は、目の前の問題だけに目を奪われ、その問題が少し大きいと、解決するのは不可能だと考えます。それに、今週とか来週とか、近い未来のことしか考えることができないので、行き詰まることが多いのです。

　逆に、視点の高い人は、ある程度の問題でも、それほど大きな問題とは考えません。そして、上から見ているので問題の本質を見抜き、

第2章　歯科医院を成功させるための戦略を持つ

〔図表12〕　　　　　高い視点を持って経営をしよう！

**哲学を持たない人**

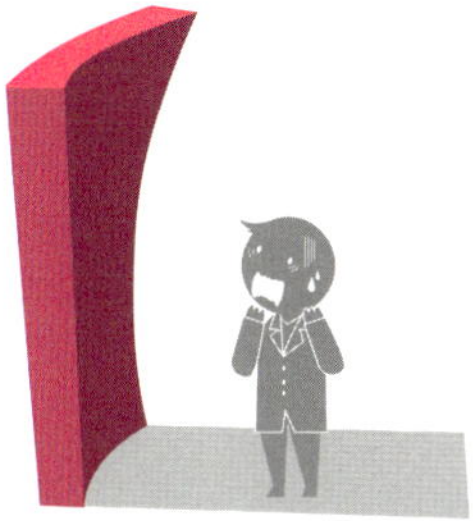

「目の前の問題にばかりとらわれる」
「問題を大きく感じる」
「目の前のことばかりで、遠くが見れない」

**哲学を持っている人**

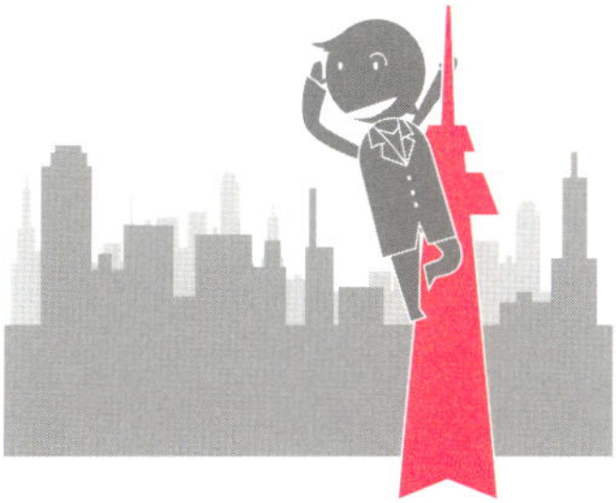

「問題を大きく感じなくなる」「本質を見るので解決しやすい」
「長期ビジョンがあるので、行き詰まらない」

★同じスキルや能力なら、視点が高い人間のほうがうまくいく。
　だから「自分にとっての正義」を明確にし、それを追求するべきだ！

簡単に解決します。また、10年後、20年後を見ながら経営をしているので、行き詰まることがないのです。

「哲学を持つ」を、別の言葉で表すと「自分にとっての正義を追求する」ということです。これはある意味、自分が満たされるといった類の欲を超えた、非常に高度な欲求なので、視点が高くなります。

35

## 13 開業するには必ず哲学があるはず

「哲学を持つことの重要性は理解できた。でも、これまで、そんなことを考えてきたことがないから、自分の哲学を持てといわれても、どうしていいのかわからないよ……」

それが、多くの先生の本音ではないでしょうか？

その気持ちは、よくわかります。私はいつも、アドバイス先に必ず「哲学を持つ」ことをおすすめしているのですが、多くの院長がどうしていいのかわからず、戸惑う姿を見てきたからです。

また、哲学を持っている医院が成功しているのを見て、「哲学さえあれば、経営が成功する」と考える人もいます。そういう人たちは、成功するための方法論として哲学を持とうとするのです。でも、そんな付け焼刃で結果が出るはずがありません。

そもそも、事業というものは、どうしても追求したい哲学があり、それを実現するために開業する（起業する）もの。つまり、まず「哲学ありき」というのが本来あるべき姿であって、収益を伸ばすために持つものではないのです。

「ますます、哲学を持つことが難しいように感じてきた……」

大丈夫です。心配しないでください。それは、医療人としての幸せを考えたことで、ほぼ哲学は出来上がっているからです。

それに、哲学を持たないまま開業していたとしても、気にする必要はありません。気づいたときに、仕切り直せばいいのですから。

経営における哲学とは、経営者が考える正義であり、心から成し遂げたいと考えていること。それは社会に価値を与えるものです。この価値を外部から見れば、「その医院が存在している意義」になります。

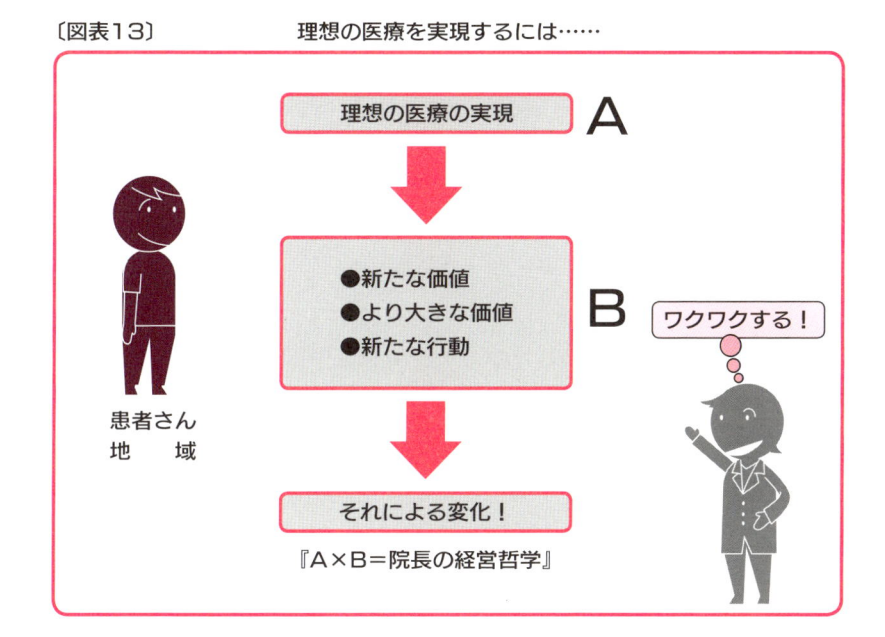

第2章　歯科医院を成功させるための戦略を持つ

〔図表13〕　理想の医療を実現するには……

```
           理想の医療の実現         A
                ↓
            ●新たな価値
            ●より大きな価値        B    ワクワクする！
            ●新たな行動
                ↓
            それによる変化！
         『A×B＝院長の経営哲学』
```

患者さん
地　域

　たとえば、外部の人にすれば、自分たちに素晴らしい価値を与えてくれている医院ほど、存在意義が大きいといえるわけです。
　ここまでで、先生が追求する理想の医療を考えてきました。その医療を提供すれば、きっとそこに新しい価値が生まれるはず。その価値は、社会（もしくは地域や歯科界）にどのような影響を与えるでしょうか？　そして、その影響や、それによってもたらされる変化を考えるとワクワクしませんか？
　仕事を通して新しい価値を創り出し、それが社会に良い影響を与え、それが実現されることにワクワクできるなら、それこそが先生の「経営哲学」になります。つまり、ここまで考えてきたものをベースにして、理想の医療を実現することで、患者さんや地域社会、もしくは歯科界など、外部の存在に「こんな価値を提供し、こんな変化を起こしていく！」というのをまとめたものが哲学なのです。

37

## 14 なぜミッションを持つことが大事なのか

　P・F・ドラッカーは、たびたびミッションの重要性を述べています。もっというと、ミッションなき経営はありえないというのが、ドラッカーの考えなのです。
　なぜ、経営にミッションがそんなに重要なのでしょうか？
　ドラッカーの言葉を借りるなら、それは「ミッションの価値は、正しい行動をもたらすことにある」からなのです。
　こんなに重要なものであるにもかかわらず、残念ながら多くの組織はミッションを持っていません。
　それはおそらく、ミッションは「任務」や「使命」と訳されますが、どちらも漠然とした概念であるため、具体的にどうやってつくればいいのか、わかりづらいからでしょう。
　そこで、ここでは「哲学を実現するための中期的使命」で「全体に有益なものである」と定義します。つまり、哲学を実現するために、向こう１～３年の間にやるべきこと（取り組むべきこと）で、全体から見て、より有益なものであれば、それがミッションだということになります。
　たとえば、「安心して受けていただける医療を提供する」という哲学を持っているなら、それを実現するために、これからの１～３年の間に、何をすれば、もしくはどんな取り組みをすればいいのかを考えるのです。
　そして、向こう１年間は「治療技術の向上と対応術の習得」に取り組もうと考えたなら、それがより全体の中で有意義であるかどうかを考えます。

第2章　歯科医院を成功させるための戦略を持つ

〔図表14〕　　　　　医院経営にミッションは必須

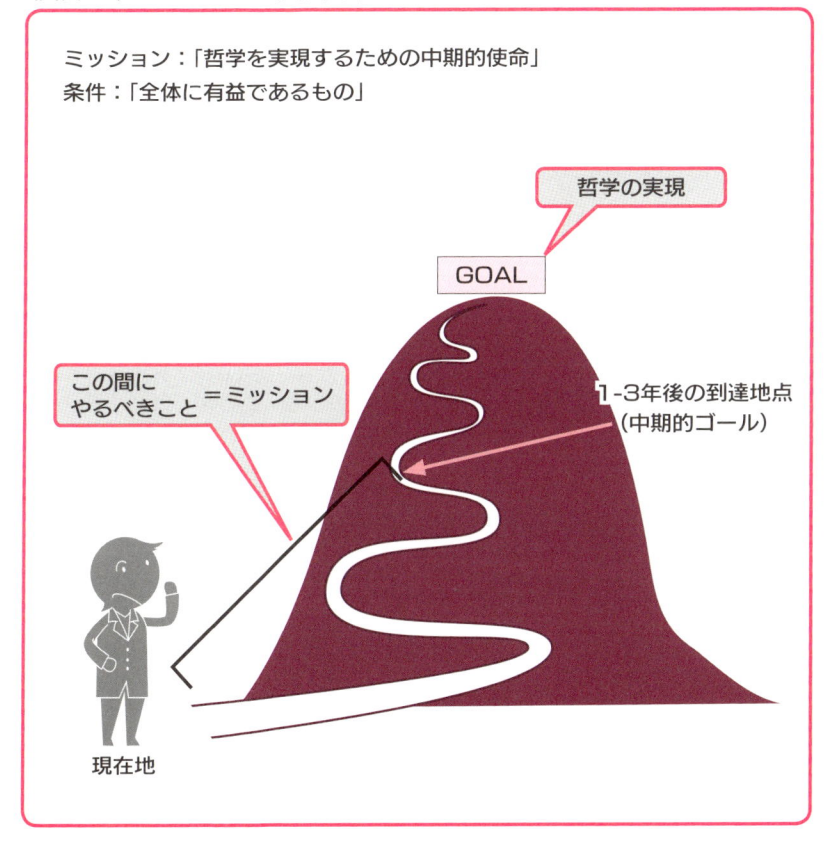

ミッション：「哲学を実現するための中期的使命」
条件：「全体に有益であるもの」

哲学の実現

GOAL

この間に
やるべきこと ＝ミッション

1-3年後の到達地点
（中期的ゴール）

現在地

　全体とは、医院全体や患者さん、地域、歯科界などです。哲学は経営者が幸せになるためのものであると同時に、より全体に対して価値を創造していくものですから、中間的使命も、全体にとって有益なものであるべきなのです。

　その期間を1年にするのか、3年にするのかは、ミッションの内容によって変わってきます。その達成に、どれくらいの時間が必要なのかを考え、期間を決定するようにしてください。

39

## 15 戦略とは重要順位をつけること

　事業戦略、顧客獲得戦略、競争連略、人事戦略、財務戦略、技術戦略など、「戦略」は、経営のさまざまな部分で使われています。
　ところが、「戦略ってなに？」と質問をすると、ほとんどの人が明確に答えることができない、不思議なものでもあります。
　戦略とは、使われる場面によってさまざまな定義がされていますが、本質的には「目標を達成するために必要事項を洗い出し、それに重要順位をつけたもの」だといえるでしょう。
　ここでポイントとなるのは、「優先順位」ではなく、「重要順位」であるという部分です。
　「優先順位」と「重要順位」は、似て非なるもの。優先順位とは、必要なことを洗い出して、何から実行するのか順番をつけるもので、すべての項目を実行するということが前提になっています。
　一方、重要順位とは、必要なことを洗い出した上で、実行するものと実行しないものに分類し、実行するものに順位をつけること。すべての項目を実行するわけではないというのが前提になっています。つまり、戦略とは「やらないことを明確にすること」でもあります。
　たとえば、あまり収益を伸ばしていない医院の院長に話を聞いたりすると、「あれもやろう、これもできていなかった……」とたくさんのことを考えているのです。確かにそれらは、収益を伸ばすために、実行したほうがいいことばかりでしょうが、そのすべてを実行するのは、時間的・人材的・コスト的にも、不可能な場合が多いのです。
　その結果、「本当はあれもこれもやらないといけないんだけど……」と考えつつ、やるべきことが多すぎて、逆に何も手をつけることがで

第2章　歯科医院を成功させるための戦略を持つ

〔図表15〕　　　　　ミッション達成の戦略とステップ

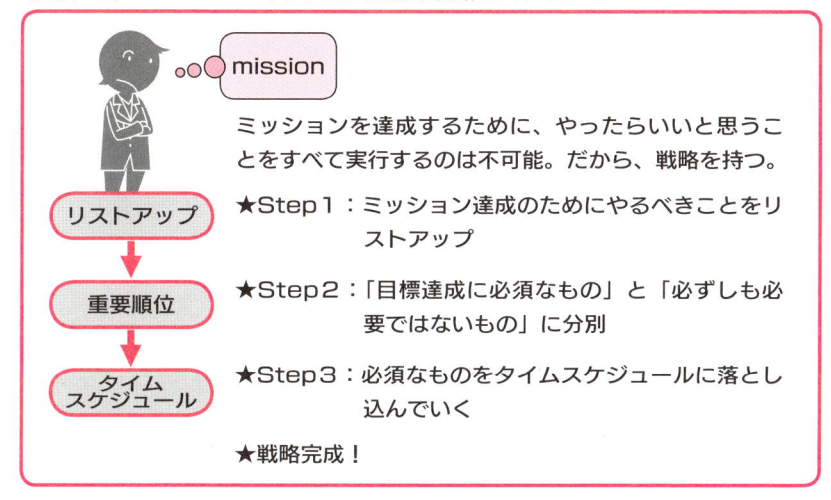

ミッションを達成するために、やったらいいと思うことをすべて実行するのは不可能。だから、戦略を持つ。

- リストアップ
- 重要順位
- タイムスケジュール

★Step1：ミッション達成のためにやるべきことをリストアップ

★Step2：「目標達成に必須なもの」と「必ずしも必要ではないもの」に分別

★Step3：必須なものをタイムスケジュールに落とし込んでいく

★戦略完成！

きないか、中途半端な取り組みで終わってしまいます。こうなっては成功なんてできるはずがありません。

そうならないようにするには、やるべきことを明確にすると同時に、やらないことを明確にすることです。そうすることで、限られた資源を本当に大切なものに集中でき、目標が達成しやすくなります。

ところで、哲学を実現するためのミッションは決定しましたか。それを達成することが医院の中期的なゴールです。そのゴールと現状を比較したとき、どのような部分が弱く、何が足りないのでしょうか？

それが、ゴールを達成するために必要な要素になります。

この要素をまずは思いつくままに書き出し、それを「目標達成に必須なもの」と「必ずしも必要ではないもの」に分別し、必須なものに重要順位をつけて取り組んでいく――それが戦略的思考です。

もちろん、定期的に取り組みの結果を検証し、取り組みの「継続」「中断」「改善」などを検討する必要があります。そうすることで、取り組みの精度をどんどん高めていくことができるのです。

## 16 戦略は逆算で思考するのが成功への近道

　戦略を考えるとき、もうひとつ重要なのが「逆算で考える」ということです。
　実際にあった話ですが、某中小企業の経営者から、新製品のスイーツが売れないという相談を受けました。ハイビスカスのエキスの入ったロールケーキで、一般的なロールケーキの半分ほどの大きさ、価格は1,500円。若者に好まれそうな、オシャレなパッケージでした。
　いろいろと販売方法を考えた結果、沖縄土産として販売すれば売れるはずだと思いつき、那覇空港のお土産物売り場に置いてもらうことにしたとか。お土産物として多くの人に購入してもらえば、その中から気に入った人がネットで注文するリピーターになると考えていたのに、そもそも購入する人がほとんどいないので、まったく収益が上がらないというのです。
　私は、まず「なぜ、このパッケージにしたのですか？」と質問すると、「オシャレだと思うから……」という答えが返ってきました。確かにオシャレなのですが、どうみても若者が好むパッケージです。
　ところが若者は、小さなスイーツのお土産に1,500円も使いません。同じ購入するなら、見た目に大きなものや、職場で配れるような、数がたくさん入ったものを選びます。逆に、若者が好むようなデザインは、ある意味、小さなスイーツでも美味しければお金を使うという年代の人には、安っぽく見えるので、手に取られにくいのです。
　多くの人は、商品をつくってから「どう売ろうか？」と考えます。
　でも本当は、ゴールから逆算するべきなのです。この場合なら、誰に、どれくらい販売したいのかを決めてから、そのためにはどんな販

第2章　歯科医院を成功させるための戦略を持つ

〔図表16〕　　　　　　　戦略的思考とは？

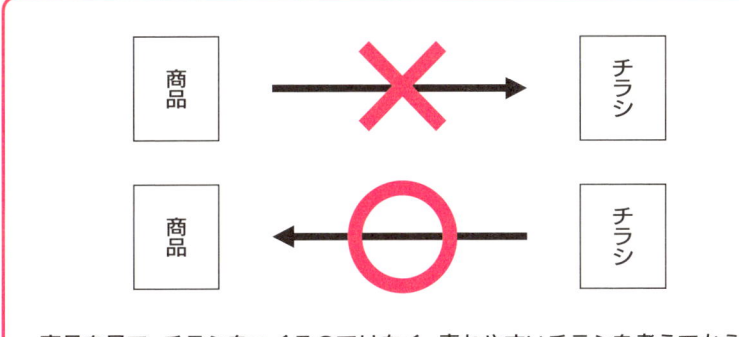

商品　❌→　チラシ

商品　←⭕　チラシ

商品を見て、チラシをつくるのではなく、売れやすいチラシを考えてから、その内容に見合う商品をつくる。これが戦略的思考！

路にするべきかを考え、その販路で売れるようなパッケージや味を決めて、商品をつくるべきだったのです。

　これは、販売戦略だけでなく、あらゆる戦略に共通していえること。多くの人は現状、つまりスタート地点から、どうやってゴールに到達しようかと考えますが、この方法ですと、誤った戦略を立ててしまうことが多くなりがちです。そうならないためには、ゴールから逆算で考えるべきです。

　ミッション達成状態をイメージし、そこから逆算しながら、1年後にどうなっておくべきか。そのためには、半年以内に何をする必要があり、3ヵ月以内に何をして、1ヵ月以内に何をするべきかと考えていくことで、ベターな戦略ができるのです。

　この逆算思考は、成功者に共通した考え方のひとつでもあります。思考は習慣ですから、意識して行っていれば、誰でも身につきます。逆算思考は、経営の多くの場面で役立つ思考なので、ぜひ、自分のものにしてください。

## 17 戦略のプロセスをイメージする

　１人で考えて切り盛りするのと、ブレーンがたくさんいるのと、どちらが経営はうまくいくと思いますか？

　答えは改めていうまでもありません。経営では「何をやるか」は大切ですが、それより「誰とやるのか」はもっと重要です。そして、成功をしている経営者は例外なく、協力者を集めるのがとてもうまいもの。ですから、本人が持っている実力以上の成果を出している、といってもいいくらいなのです。

　「そんなこといっても、ブレーンなんて簡単にはできないでしょう」

　いえいえ、そんなことはありません。賢い経営者がやっていることと、同じことをすればいいのですから。彼らに共通しているのは「哲学と、それを実現するための戦略」を持ち、そのために「誰（どんな人）」が必要なのかを明確にしていることです。

　自分は「仕事を通してこんな新しい価値を創り出し、社会に良い影響を与えたい。そのために、こんなことをしようと思っている。この計画をスムーズに遂行するには、こんな協力者がほしいのだ」ということが明確になっていると、それを人に話すことができます。そうすると、ブレーンにめぐり合う確率が上がります。

　ちなみに、日本人は７人の人を介すると、すべての人がつながっているといいます。知っている人の中に、ブレーンとなる人がいなくても、知り合いを少したどれば、いるかもしれないのです。先生も「こんなことをするために、こんな人と知り合いたいんだけど、知らない？」と熱く語られたら、今の知り合いの中にいなくても、新しい出会いがあったときに、その人が知人のいっていた人に合致していれ

第2章　歯科医院を成功させるための戦略を持つ

〔図表17〕　　　　　　　人との出会いをつくる

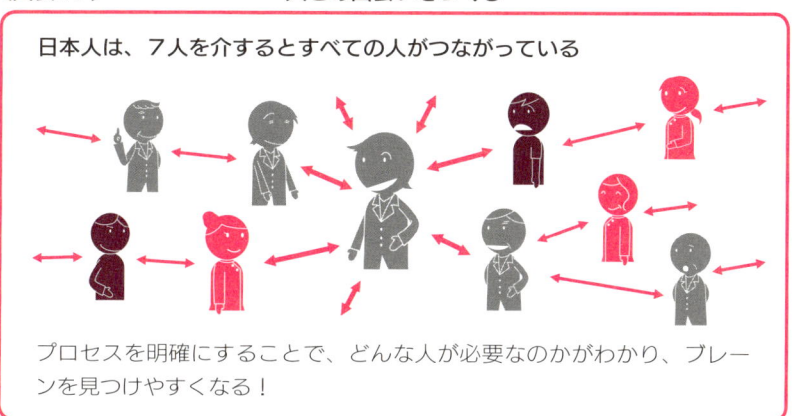

**日本人は、7人を介するとすべての人がつながっている**

プロセスを明確にすることで、どんな人が必要なのかがわかり、ブレーンを見つけやすくなる！

ば、その人に「僕の知り合いで、あなたみたいな人を探している人がいる」と伝えてくれます。同じことを、先生の知人もいってくれます。

それに、最近はSNSも発達しています。何をするために、どんな人を知り合いたいと考えているのかを発信すれば、その人とつながるのは、昔よりも簡単になっています。

また、どんな協力者がほしいのかが明確になっていると、どこに行けば出会えるのかも、見当をつけることができます。たとえば、お目当ての人が参加していそうなセミナーや交流会に参加すれば、出会える確率はぐっと高まります。

成功している賢い経営者は、成功までのプロセスを常にイメージしています。ですから、自分の目標を達成するのに、どんな協力者が必要なのかが把握できています。

「偶然のご縁」だけに頼っていては、協力者とめぐり合うことはできません。プロセスをイメージすることで、自分が、何をしたくて、そのためにどんな協力者がほしいのかを明確にしているからこそ、「よいご縁」を引き寄せることができるのです。

## 18 収益に転換するには何が必要か？

　歯科医院経営を成功させるには、医療人として心から満足を覚え、幸せを感じられる「理想の医療」を患者さんに提供し、それを収益に転換していくことにつきるといえます。
　では、「理想の医療」を、どうすれば収益に転換していくことができるのでしょうか？
　そのためには、ここまでに考えてきた内容、つまり「理想の医療」や、それを提供するための「こだわり」、なぜそう考えるようになったのかという「背後のストーリー」、そして、歯科医院はこうあるべきだという「哲学」などを、スタッフや患者さんに「伝達」し、「共感」してもらうことです。
　人間は収入を得るために働いていますが、それだけでは満足できない存在です。
　仕事をすることで人様に必要とされたり、人様に認められたり、自己成長できるなど、自己重要感や自己充足感が満たされると、仕事に意味や価値を見出すようになり、やりがいを持つようになります。
　「理想の医療」や「こだわり」「哲学」は、スタッフに仕事の意味や価値を与えるものとなるので、それが伝わり、共感をしてもらえれば、モチベーションの高い「強い組織」にすることができます。
　同じことを患者さんに伝えれば、医院の魅力を理解していただけると同時に、他院との差別化ができます。
　時々、院長に「近くに新しい医院ができたため、患者さんがそっちに流出した」といった内容のご相談を受けることがあります。新しい医院ができて、患者さんが流出をするのは、施設や設備で差別化をし

〔図表18〕　理想の医療を収益に転換

> どうやって、理想の医療を収益に転換していけばいいのか？
>
> |  |  |
> |---|---|
> | ② | ④ |
> | ① | ③ |
>
> ここまで考えてきた内容を伝え、共感してもらう！
> スタッフ：モチベーションの高いチームができる⇒強い組織
> 患者さん：医院の考えに共感したファンができる⇒収益アップ

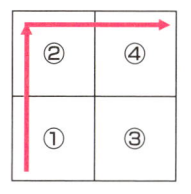

ていたからです。

　でも、「こだわり」や「哲学」は、自院にしかないものなので、ここに共感をしてもらえていると、どんな医院が近くにできても、流出することはなくなります。これこそが、本当の差別化です。そして、理想の医療を提供するようになった「背後のストーリー」は、すべての情報に信憑性を与えるので、信用されやすくなります。

　このように、ここまで考えてきたことをスタッフに伝え、共感してもらうことで、モチベーションの高い「強い組織」をつくることができるし、患者満足度を高め、自費率アップや口コミによる増患など「収益アップ」ができるようになります。ですから、「伝達」と「共感」ができれば、理想の医療の提供を収益に転換していけるのです。

　もちろん、理想の医療や哲学は、院長の頭の中で考えていたり、紙に書き出して張り出しておくだけで、伝わるものでもなければ、共感してもらうこともできません。

　では、どうやって、伝達し、共感を起こせばいいのかをお教えしますので、次章からのプロセスをきちんと踏みながら、実行するようにしてください。

# 第3章 コミュニケーションで人を動かし、強い組織にする

## 19 スタッフと患者さん、どちらから取り掛かるべきか?

　スタッフと患者さん、どちらから伝達と共感に取り掛かるべきかというと、それはスタッフからです。なぜなら、スタッフがもっとも身近な協力者候補であるから。それに、医療はチームプレーであり、そもそも理想の医療を提供するには、その実現にスタッフがモチベーションを感じている必要があるからです。

　スタッフに、理想の医療や哲学を伝え、共感させるには「コミュニケーション能力」が不可欠です。

　コミュニケーションと聞くと、上手に話したり、話を盛り上げるのが上手い人のことを、コミュニケーション能力が高い人だとイメージする人が多いのですが、そうではありません。

　私が営業マンをしていた頃、どうしても抜けないトップセールスマンがいました。彼はどもりがちで、お世辞にもトークはうまいとはいえませんでした。それでも商品の魅力と必要性を伝え、その考えに共感してもらうことができていたのです。

　その彼を見たとき、私はしゃべることの上手下手と、コミュニケーション能力は関係がないことを知りました。実際、彼以外にも、しゃべるのが下手なトップセールスマンはたくさんいます。

　世の中でよくいわれる「飲ミュニケーションこそ、最高のコミュニケーション」というのは間違いです。

　院長も「飲ミュニケーションが大切ですよ」なんてアドバイスを真に受けて、食事会を開き、そこでいろいろと話をして「これから頑張っていこう！」と盛り上がったのに、次の日にスタッフが出勤してきた

第3章　コミュニケーションで人を動かし、強い組織にする

〔図表19〕　　　　　　コミュニケーションのゴール

★コミュニケーションのゴール：相手が行動を起こすこと！

どんなに話が上手で、会話が盛り上がっても、相手が行動を起こさなければ、それはコミュニケーションではない。
逆にいうと、しゃべるのが下手でも、相手が行動を起こせば、コミュニケーションがとれたということ。

ら、前日とまったく変わらなかったなどという経験をしたことがあるのではないでしょうか。お酒を飲んで話をすることの効果を否定はしませんが、酔って盛り上がるのと、本当の意味で共感し合うのは、まったく別の話なのです。

　正しいコミュニケーションの定義は「異なる両者のあいだで情報を授受することで、その心情まで共感して、相手が行動を起こすこと」です。
　つまり、どんなに話が盛り上がったとしても、相手の行動が変わらなければコミュニケーションではないということです。
　逆にいうと、話は下手でも、院長のビジョンが伝わり、共感され、その達成のためにスタッフが行動を起こせば、コミュニケーションは成立しているわけです。患者さんが自費治療を選択するとか、定期メインテナンスをきちんと受けるというのも同じです。
　繰り返しますが、コミュニケーションに「話すのが上手下手」は関係ありません。ここまで考えてきた理想の医療や哲学を、正しく伝え、きちんと共感を起こせさえすれば、スタッフでも患者さんでも、新しい行動を起こすようになるのです。ですから「しゃべるのが苦手」という方でも、収益を伸ばしていくことはできます。

## 20 経営を学ぶ院長＝経営者が陥るジレンマ

　歯科医院経営を取り巻く環境が変化したことで、多くの歯科医院経営者が「経営」に関心を持つようになり、書籍やセミナーなどで、熱心に勉強をする院長も増えています。

　経営について学び始めると、自院の問題点や、やらなければいけないこと、取り組んだほうがいいこと、どうすればいいのかなども見えてくるようになります。

　ところが、それらの問題点の改善や取り組むべきことを、医院で実行しようとしても、なかなかできなくて悩んでいる院長は少なくありません。

　たとえば、自費数を増やすために「カウンセリング」を行おうとスタッフにいっても、「患者さんに高い治療をすすめるようで抵抗がある」「時間的な余裕がないので不可能」などの反発を受けて実行できなかったり、なんとか説得して実行するようになっても、2〜3ヵ月もすると、いつの間にか元の木阿弥になっているといった具合に、学んだ内容が現場で実行されないのです。

　なぜ、このようなことが起こるのでしょうか？

　院長は、さまざまな勉強をし、知識が増えることで、意識が変化しています。それに、新しい取り組みを始める意味や価値も理解できています。ところが、スタッフは学んでいないわけですから、その意識は以前のまま。それに意味や価値も理解できていません。

　このギャップがあるために、新しいことを始めることに抵抗されてしまうのです。これが「学ぶ院長＝経営者のジレンマ」です。

　ちなみに、このギャップは、院長がさまざまな勉強をすればするほ

第3章　コミュニケーションで人を動かし、強い組織にする

〔図表20〕　　　　　　　学ぶ経営者のジレンマ

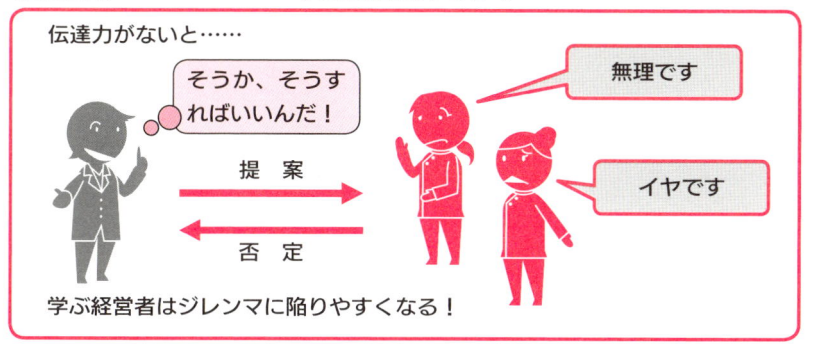

伝達力がないと……
そうか、そうすればいいんだ！
無理です
提案
否定
イヤです
学ぶ経営者はジレンマに陥りやすくなる！

ど大きくなり、何か新しい取り組みを始めようとすると「また院長が、訳のわからないことをやるといい始めた」と思われるようになってしまいます。スタッフにすれば、新たな業務が増えますから、当然の発想ですが、これでは歯科医院経営を成功させることはできません。

　中には「自分の背中を見せれば、スタッフもわかってくれるだろう」と、自分1人で取り組みを始める院長もいますが、残念ながら多くの場合、うまくはいきません。なぜなら、院長がやっていると、スタッフは「あれは院長の仕事で、自分たちの仕事ではない」と認識するようになるからです。

　「学ぶ経営者のジレンマ」に陥る院長に共通しているのは、「新しい取り組みを始める」ということだけを伝えているという点。これではスタッフは、その取り組みを実行することの意味や価値、その効果が理解できませんから、反発しても仕方がないのです。

　このジレンマに陥らないためには、やはり理想の医療や哲学を共有すること。その上で、実現するために、どんな新しい取り組みをするのか、それを実行することの意義や価値、そして、実行することがスタッフにどんな変化をもたらすのかを伝えることです。つまり、学んだ内容を実行できる医院にするためにも「伝達」が重要なのです。

53

## 21 スタッフに経営者感覚を求めるのは無理！サポーター感覚を持たせよう！

　ある院長から、こんな相談を受けました。
　「スタッフに経営者感覚を持たせるには、どうすればいいのでしょうか？」
　その医院では、院長が参考になった本や感動した本をプレゼントしたり、よかったセミナーなどにはスタッフも参加させるなど、さまざまな取り組みをしているのに、一向にスタッフは経営者感覚を持たない、それどころか、逆に本を読んだ時間分の残業代を請求され、ガッカリしたというのです。
　確かに、スタッフが、経営者と同じように医院のことを考えてくれるようになれば、どれだけ経営がラクになることでしょうか。でもそれは、そもそも無理な注文なのです。
　院長が勤務医の頃を思い出してください。
　毎月の必要経費がどれくらいで、そのために必要な売上を意識しながら仕事をしたり、業務をより効率化するためにどうすればいいのかを常に考えたり、スタッフの能力を伸ばすのに、どんな教育をすればいいのか悩んだりしていましたか？
　おそらく、ほとんどの方の答えが「NO」だと思います。院長に一番近い勤務医ですら、そうなのですから、その他のスタッフに経営者感覚を持たせることなど不可能です。
　経営者と雇用者では、背負っている責任が違います。極論をいうなら、経営者は、万が一、医院が倒産するようなことがあれば、すべての責任を負わなければいけません。それは重い責任です。でも、雇用者は次の職場を探せばいいだけです。

第3章 コミュニケーションで人を動かし、強い組織にする

〔図表21〕　スタッフをサポーターに

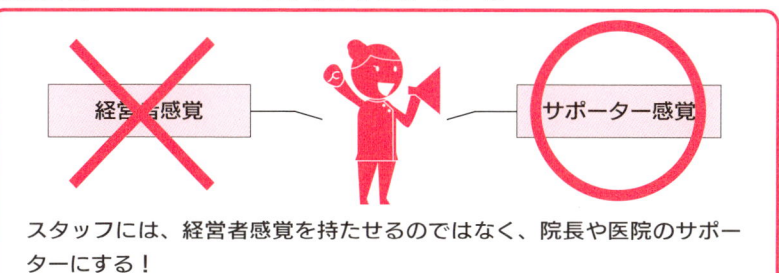

経営者感覚　　サポーター感覚

スタッフには、経営者感覚を持たせるのではなく、院長や医院のサポーターにする！

　このように、背負っているものがまったく違うので、どんなに教育をしても、同じ感覚を持たせることは無理な注文なのです。
　たとえば、オリンピック選手は、これまでの自分の人生と、協力してくれた人への想い、そして国民の期待を背負って試合に臨みます。それは耐え切れないほどの重圧でしょう。それと同じ感覚を、私たちが持つことができないのと同じです。
　しかし、オリンピック選手と同じ感覚を持つことはできなくても、サポートをすることはできます。選手の心情を推し量り、試合で全力を尽くせるようにお手伝いはできます。
　これと同じように、スタッフに経営者感覚を持たせることはできなくても、院長のサポーターにすることはできます。院長が背負っている責任を推し量り、院長や医院のビジョン達成に協力することはできるのです。つまり、スタッフに持たすべきは「経営者感覚」ではなく、「サポーター感覚」です。
　そのために必要なのは、理想の医療や哲学に対する「共感」をしてもらうこと。院長が何を実現しようとして、なぜそれを実現したいと考えているのか。それがどれだけ意義や価値があることなのかなどに「共感」してもらうことで、スタッフをサポーターにすることができるのです。

55

## 22 コミュニケーションのコツは「誰と話すのか」を知ること

　伝達と共感の大切さは、十分理解していただけたと思います。
　しかし、普段の業務の中で、何度注意しても改善されない、熱く語っても響かない、いくら話をしても理解してもらえないといった経験があると、伝えたり、共感を起こすことは難しいことのように感じてしまいます。
　私が前職でネゴシエーターをしていたことは、前著でお話をしましたが、交渉が成功するかどうかも、「伝達」と「共感」ができるかどうかで決まります。歴史も文化も価値観も、何もかもが異なる外国人と、短時間で仲良くなり、相手にこちらの希望を理解させ、同意してもらうのは非常に困難で、高いスキルが必要です。
　同じネゴシエーターでも、テレビや映画などで見る、警察の交渉人もいます。凶悪な立てこもり犯を説得して、出頭までもっていく交渉を成功させるなどというのは、神業のように見えるかもしれません。
　でも、実はコミュニケーションを成功させるポイントを知っていれば、誰でもできることなのです。もちろん、しゃべるのが苦手な人でもできます。
　コミュニケーションで重要なのは「何を話すのか」ではなく、「誰と話をするのか」です。多くの人は相手と話をするとき、「ヒト」と話をしていると思っているのですが、実は「トカゲ」や「ネコ」と話をしてしまっているのです。
　どういうことなのか、説明しましょう。
　ご存知のように、人間の脳は三層構造になっています。一番下部に「小脳」があり、上部に「大脳」、そして、大脳を包み込むように「新

第3章　コミュニケーションで人を動かし、強い組織にする

〔図表22〕　　　　　　　コミュニケーションのコツ

> コミュニケーションで重要なのは「誰と話をするのか」だ！
>
> 大脳新皮質
> 理性を司る
>
> 大　脳
> 感情を司る
>
> 小　脳
> 生命を司る
>
> 爬虫類脳（小脳）や哺乳類脳（大脳）と話をしても、コミュニケーションは成立させることができない。人間脳（新皮質）と話をすることで、相手に行動を起こさせることができる！

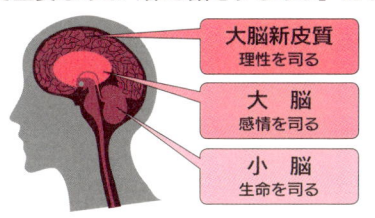

皮質」があります。小脳は、体温を調整したり、心臓や消化器を動かしたり、呼吸をしたりと、主に生命維持に関する働きをしている部分。この小脳は「爬虫類脳」とも呼ばれています。

大脳は、運動野、体性感覚野、視覚野、聴覚野、嗅覚野、味覚野、言語野など、機能の諸中枢があり、さまざまな働きをしていますが、感情を司る働きもして、大脳は「哺乳類脳」と呼ばれています。

新皮質は、思考や言語機能を司っていて、「人間脳」と呼ばれている部分です。

私たちがコミュニケーションをとらなければいけないのは、人間脳である「新皮質」です。思考を司る新皮質と会話をするからこそ、伝わるし、共感を起こすこともできるのです。ところが多くの人は、小脳や大脳、つまり爬虫類や哺乳類と話をしてしまっています。トカゲやネコが相手では、話を成立させることすらできなくて当然です。

これが「何を話すのか」ではなく、「誰と話をするのか」が重要という意味です。ネゴシエーターたちは、人間脳とアクセスするように話をしています。だからこそ、コミュニケーションを成立させ、最終目的の「相手に行動を起こさせる」ことができているのです。

## 23 ストレスが起こす脳の構造と行動プロセスを知る

　コミュニケーションのゴールは、相手に行動を起こさせること。このゴールを達成するために、「人間の行動プロセス」を理解しておきましょう。

　たとえば、仕事で書類をつくっているときに、スタッフがコーヒーを持ってきてくれたとします。そして、長い時間をかけてようやく書類が完成したときに、不注意でコーヒーカップを倒してしまい、書類の上にコーヒーが広がってしまいました。

　このような事態が起こると、小脳にストレスを感じます。小脳は生命維持を司っているので、暑さや寒さ、痛み、刺激の強い味や匂いなど、生命を快適に維持するのに不都合な刺激を受けると、そこから抜け出すために、ストレスを感じる機能を持っているのです。具体的にいうと、小脳扁桃という部分がストレスを感じます。

　小脳がストレスを感じると、次に大脳で感情が湧き上がってきます。「なんでこんなところにコーヒーを置いたんだ！」と、相手に対して怒りを感じたり、「自分はなんて不注意なんだ」と自分を責めたりするわけです。

　でも、感情が湧き上がっているだけでは、書類にコーヒーが広がっていくばかり。事態はどんどん悪くなっていきます。

　ですから、次に「コーヒーがあふれた」という現実を受け止めます（受諾）。すると、新皮質が働き出し、問題を解消するために、タオルを持ってくるべきか、机の上のティシュを使うのかを論理的に考えはじめ（思考）、もっとも合理的だと思う方法を選択・決定し、最後に行動を起こすことになります。

第3章　コミュニケーションで人を動かし、強い組織にする

〔図表23〕　　　　人間が行動を起こすまでのプロセス

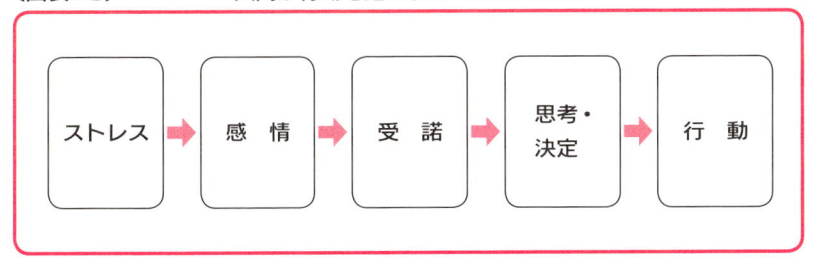

ストレス → 感情 → 受諾 → 思考・決定 → 行動

　このように、小脳、大脳、新皮質と、脳の構造にそって、「ストレス」⇒「感情」⇒「受諾」⇒「思考・決定」という段階を経て「行動」を起こすわけです。

　これが、人間が行動を起こすまでのプロセスです（正確には、問題があるときの行動プロセス）。

　「コーヒーをこぼした」というような小さな問題なら、「感情」から「受諾」へとすぐに移行することができますが、問題が大きな場合は、すぐ移行ができないことがままあります。すると、ストレスを感じることで感情が湧き上がり、その感情が新たなストレスを生んで、さらに感情が湧き上がるという状態になります。

　こうなると、受諾や思考を飛び越えて、一気に行動を起こします。いわゆる感情的になった人間が、冷静な状態では考えられないような行動を起こすのは、このためなのです。

　また、一般的にいう「悩んでいる」という状態も、ストレスと感情のスパイラルに陥っている状態です。

　悩んでいる人から相談を受け、論理的に問題解決をする方法のアドバイスをしたのに、まったく受け入れられなかったといった経験は、多くの人があるはず。これは、相手が「受諾」「思考」という段階に至っていないので、論理的な説明を受け入れることができなかったからなのです。

## 24 人はストレスを受けると自己正当化が始まる

　ストレスについて、もう少し詳しく説明をしておきましょう。
　ストレスを受けると感情が噴出し、それが新たなストレスを生むことはお話しました。
　このサイクルに入ると、人は強いストレスを感じますが、これは脳にとって喜ばしい状態ではありません。そこで、このストレスを少しでも軽減するために、人は「自己正当化」と「他者批判」を行うようになります。ミスをして叱られたとき、人はストレスを感じます。そうすると「みんなの前で、そんな言い方をしなくていいのに……」という感情を生み、それが新たなストレスを発生させます。
　このスパイラルから抜け出すために「私は真面目に頑張っている」「普段はきちんとで来ている」「私は人を責めたりしない」という自己正当化と、「あなたには、こんな不真面目な部分がある」「あなただって、こんなミスをしたことがある」「この人は、自分のことは棚に上げてすぐに人を責める」といった、自己正当化に相反する他者批判を頭の中でリストアップするのです。
　そうすることで、極論をいうと、自分は「善人」で、相手は「悪人」という公式を、自分の中で成立させます。すると、相手が悪い人間だから、自分は不当な責めを受けたんだ、と割り切ることができ、ストレスを小さくすることができます。

　ストレスは、人から刺激を受けたときだけでなく、職場の体制や環境からも感じます。つまり、注意などの刺激を与えなくても、ストレスを感じさせていることがあります。

第3章　コミュニケーションで人を動かし、強い組織にする

〔図表24〕　　　　　　ストレスフルにすると……

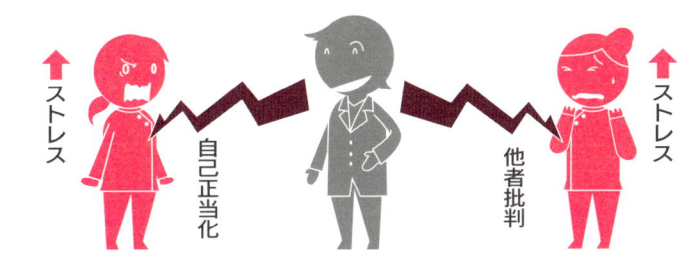

このストレスを軽減するために、「自己正当化」と「他者批判」を行い、「相手＝悪、自分＝善」という公式を自分の中につくる。そして、その公式を持った人間は、その価値観を、組織の中に広げようとし始める。

　問題は、自己正当化と他者批判をし始めると、自分は善で相手は悪という評価を正当化し続けるために、その後、相手の悪い部分を探すようになることです。そうなると、どんどん悪い人だという決めつけは強化され、正しく相手を評価することはできなくなります。当然、その人に何をいわれても、受け入れられなくなってしまいます。

　さらに、自分は善で相手は悪という評価を、正当化してくれる人を探すようになります。たとえば、同僚などに医院や院長の悪口をいい、賛同してくれた人と、その話題を繰り返すようになるのです。こうなると、最初に話を切り出したスタッフの医院や院長は悪という価値観が強化されるだけでなく、賛同したスタッフから、その価値観が組織に広まっていくようになります。これは、組織にとって最悪の事態を招くことになりかねない由々しき事態です。

　このように、1人のスタッフが感じているストレスを放置することは、その人とのコミュニケーションが成立しなくなるだけでなく、組織全体にも大きな負の影響を与えることになります。ですから、ストレスを早い段階で解消していくことは、経営者として、非常に重要度の高い課題なのです。

61

## 25 ストレスを解消しなければ、組織はよくならない

　近年、マネジメントに関心を持つ院長が増えています。
　マネジメントの目的は大きく分けると、「効率化」と「モチベーションアップ」の２つになります。組織が効率よく機能するように、もしくは、スタッフのモチベーションを上げるために、これまでマネジメントを勉強された先生も多いのではないでしょうか。
　ところが、勉強をした内容を実行しても、なかなか思うような成果が出ません。この理由は、もうおわかりですね。
　そうです。スタッフのストレスを解消していなかったから、うまくいかなかったのです。どんなによい組織図をつくったり、業務フローをつくっても、また、モチベーションを上げる取り組みをしても、ストレスがあると機能しないのです。
　「うちは、スタッフと仲が良いから、ストレスなんてない……」と思っている院長も要注意です。
　ストレスの怖いところは、人や環境から驚異を感じたときだけでなく、自分が他の人に対して「してあげたらいい」と思うことをしなかったときにも、発生するからです。
　たとえば、職場で誰かが使用済みの器具を出しっぱなしにしていたとき、自分が片付けてあげればいいのに、それをしなかった場合に、良心の呵責からストレスが生まれます。
　そうなると、「これは私の仕事ではないから」「私は自分の仕事はきちんとしている」「私は忙しく働いている」という自己正当化と、「あの人は、仕事に対する責任感がない」「いい加減な仕事をしている」「叱られたほうが、この人は気づくはずだ」という他者批判をすることで、

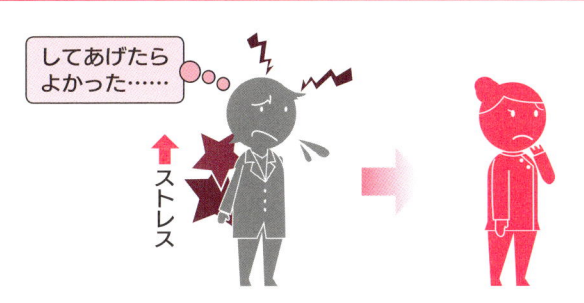

第3章　コミュニケーションで人を動かし、強い組織にする

〔図表25〕　　　　　自分の中で勝手にストレスをつくり出す

してあげたら
よかった……

ストレス

相手に対して、してあげたらいいと思うことをしなかった。
自分を裏切ったことに対して、良心の呵責によるストレスを感じる。

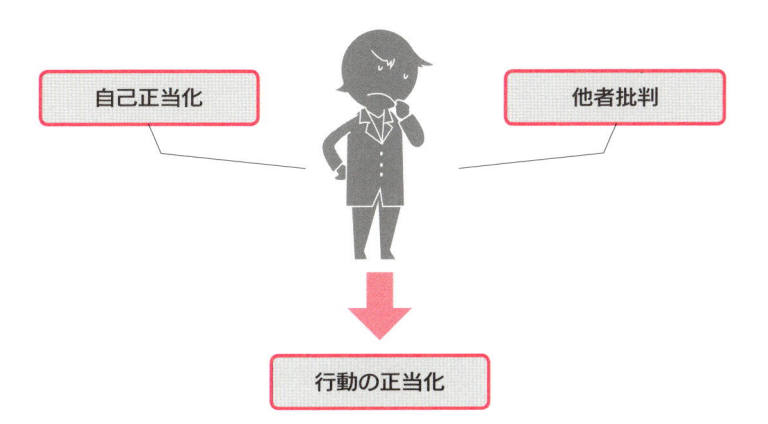

自己正当化　　　　他者批判

行動の正当化

ストレスから逃れるために、「自己正当化」と「他者批判」を始める。そうすることで、相手が悪いからしなかった……と、自分の行動を正当化する。つまり、相手からストレスを受けなくても、自分の中で勝手にストレスをつくり出すことがある。

　自分がその人に対して、してあげたらいいと思いながら、実際には行動をしなかったことを正当化するのです。
　つまり、こちらに非がなくても、相手がストレスを感じることはあるということなのです。

63

## 26 コミュニケーションで人が行動を起こすプロセス

　では次に、コミュニケーションのゴールを達成するために、もうひとつの行動プロセス——「コミュニケーションによって人が行動を起こすまでのプロセス」を知っておいてください。
　それはまず、話を聴くところから始まります。
　そして、聞いた内容を自分の中で考え、それに共感できたときに、実行することに対するモチベーションが高まり、行動を起こします。つまり、「傾聴」⇒「思考」⇒「共感」⇒「やる気」というプロセスを経て、「行動」を起こすのです。
　逆にいえば、このプロセスどおりにコミュニケーションをすすめていけば、相手に行動を起こさせることができるわけです。
　このプロセスでポイントになるのが「傾聴」。この段階をクリアしない限り、次のプロセスにはすすんでいくことができないからです。もしかして、院長も、スタッフに対し、何度注意しても改善されない、熱く語っても響かない、いくら話をしても理解してもらえない……などといった経験を持っているかもしれません。
　「時間をとってじっくり話をしたのになぜ？」と思っているかもしれませんが、そうなってしまったのは、相手が傾聴のできる状態になっていなかったからなのです。

　では、傾聴させるには、どうすればいいのでしょうか？
　もうおわかりですよね。そのためには、相手のストレスを解消し、「人間が行動を起こすプロセス」でお話をした、「受諾」ができるようにしてあげればいいのです。

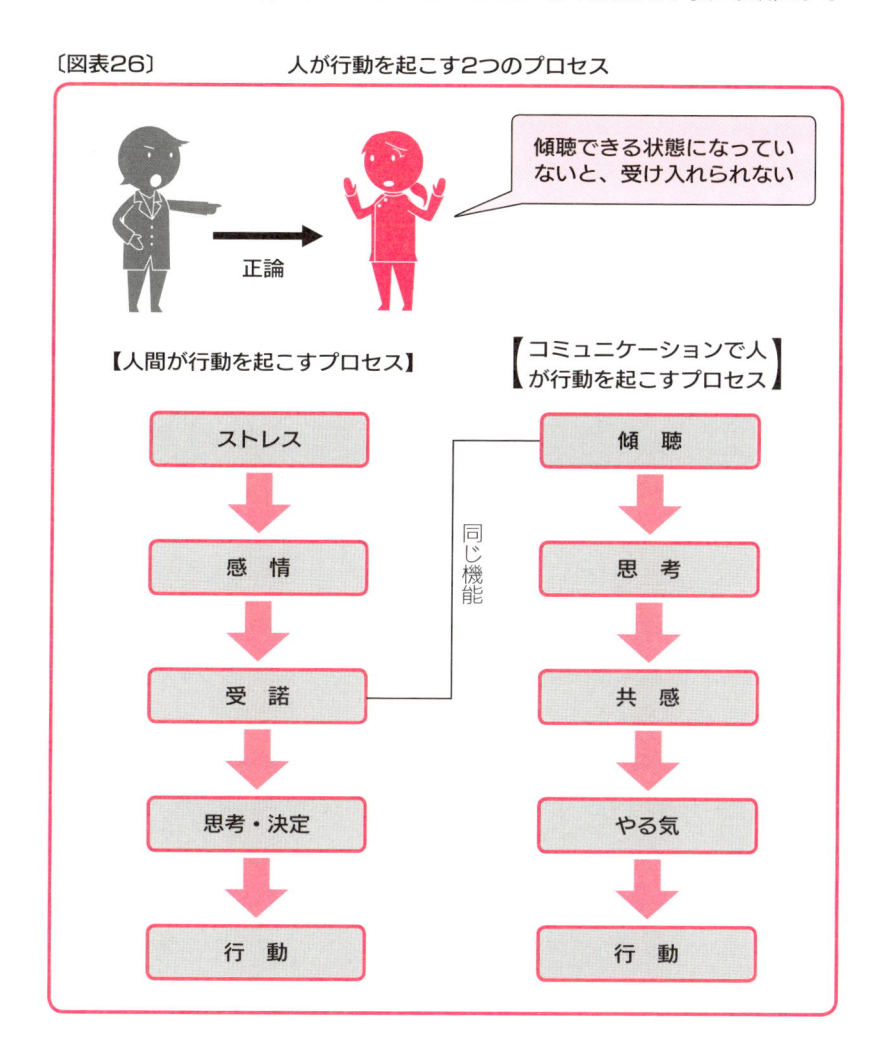

第3章　コミュニケーションで人を動かし、強い組織にする

〔図表26〕　　　　人が行動を起こす2つのプロセス

傾聴できる状態になっていないと、受け入れられない

正論

【人間が行動を起こすプロセス】

ストレス
↓
感情
↓
受諾
↓
思考・決定
↓
行動

【コミュニケーションで人が行動を起こすプロセス】

傾聴
↓
思考
↓
共感
↓
やる気
↓
行動

同じ機能

「いっていることはわかるんだけど、納得できない」というのは、普段の生活でもよくあること。これは、正論が誰にでも受け入れられ、賛同を得られるわけではないということです。
　つまり、伝える内容が正しいかどうかより、その前段階に、傾聴させるようにできるかどうかが重要だ、ということなのです。

65

## 27 謝り方の効果を活用して傾聴させる方法

　相手が傾聴する状態をつくるには、ストレスを解消してあげること。そうすると感情も収まり、自然と人間脳である新皮質が働き始めるので、相手の話を受け止めようとするようになります。
　職場におけるストレスの多くは、自己重要感が満たされていないということで起こります。つまり、大切にされていない、尊重されていない、きちんと評価されていない……と感じていることが、一番多いストレスの原因なのです。
　公正な評価システムや、尊重する対応をすること、それに医院の体制や働く環境を整えることで、スタッフの自己充足感を満たすことはできます。しかし、そのためには、かなりのコストと時間、それを実行するためのマネジメントスキルが必要になります。
　つまり、これらを整えることで、スタッフのストレスの少ない職場環境をつくることは、かなり難しいテーマなのです。でも、落胆することはありません。これらのストレスをいっぺんに解消する、魔法のような方法があるからです。それは「謝罪」をすることです。

　話は飛びますが、ある求人系の上場企業が、景気のあおりを受けて、売上目標を大きく下回る収益になってしまった年のこと。営業マンたちは、年始の社長の挨拶を恐れていました。営業業績が悪いことをひどく責められると思っていたからです。
　ところが、全国の支社に流された中継で、社長が語ったのは、次のような内容だったのです。
　「私は皆さんに、お詫びをしなければいけません。それは、昨年1

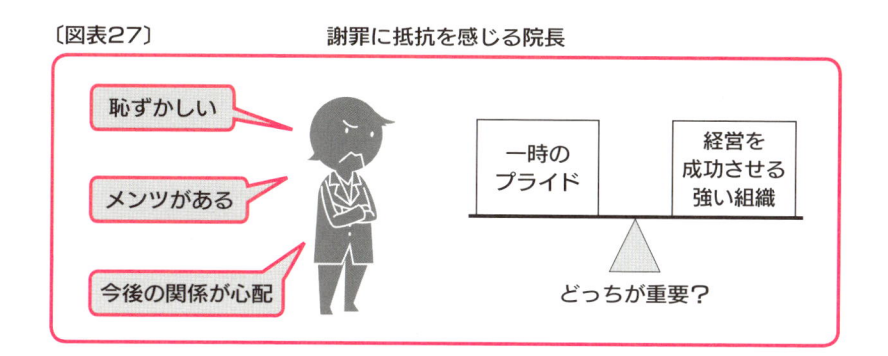

[図表27] 謝罪に抵抗を感じる院長

- 恥ずかしい
- メンツがある
- 今後の関係が心配

一時のプライド ／ 経営を成功させる強い組織
どっちが重要？

年間、皆さんが非常に頑張ってくださったのに、経営陣の戦略が間違えていたために、収益が大幅減になってしまったことです。すべては私に責任があります。今年は皆さんの努力をムダにしない方針と戦略を立てさせていただきますので、ご協力をお願いします」

この挨拶を聞いて、営業マンたちはどうなったと思いますか？

私の知り合いが、ちょうどこの企業で営業をしていたのですが、「今年こそは、社長のために、何が何でも目標を達成するよ」と息巻いていました。

「スタッフに謝罪する」と聞くと、多くの人は「そんな恥ずかしいことはできない……」「自分は正しいのに……」「院長にはメンツがある……」などと考えるようです。

それに、謝罪をすることで、相手が「善」で自分が「悪」という公式が成立するし、その後の関係にも影響を与えると思っている人もいます。しかし、そんなことにはなりません。謝罪とは相手のことを尊重し、歩み寄るという行為。その結果、強力に相手の自己重要感を満たすことができるのです。

この謝罪の持つ力を使えば、一気にストレスを解消し、傾聴する状態をつくることができます。下手なプライドにこだわるより、謝罪の力を使うほうが、経営者として賢い判断といえます。

## 28 謝るにも、謝るための下準備をする

　私生活で、奥さんや恋人に謝ったとき、「もう、全然わかってないじゃない！」と、逆に怒らせた経験を持っている人もいるかもしれません。

　謝罪は、相手の自己重要感を満たすもっとも有効な方法のひとつですが、見当はずれなことで謝ると、相手のストレスを増やすことになりかねません。

　こうしたことにならないために、謝罪をする前に下準備をします。

　まず、普段の業務の中で、院長がスタッフに対してストレスを感じていることを箇条書きに書き出します。たとえば、返事はいいのに動かないとか、何度注意しても改善されない、指示をしたときに嫌な顔をする……など、思いつくままに書き出してください。

　次に、書き出したものを見ながら、スタッフがそういった行動や対応をする原因の中で、院長に責任があることを考え、その横に書き出します。

　社会の厳しさを知らないから、一般常識がないから、向上心がないから……といったスタッフを責めるものではなく、たとえば、やるべきことの意味や価値をきちんと説明していないからとか、言動が一致していないことが時々あるからとか、ゆっくり話を聞いてあげていないからなど、些細なことでもいいので、院長自身に非があると思う点を書き出すのです。

　「人間ができていないから」といった、あいまいなものはダメです。具体的に、普段の業務の中で、相手にストレスを与えていると思うことをピックアップするのです。

第3章 コミュニケーションで人を動かし、強い組織にする

〔図表28〕　　　　　　　謝るための下準備

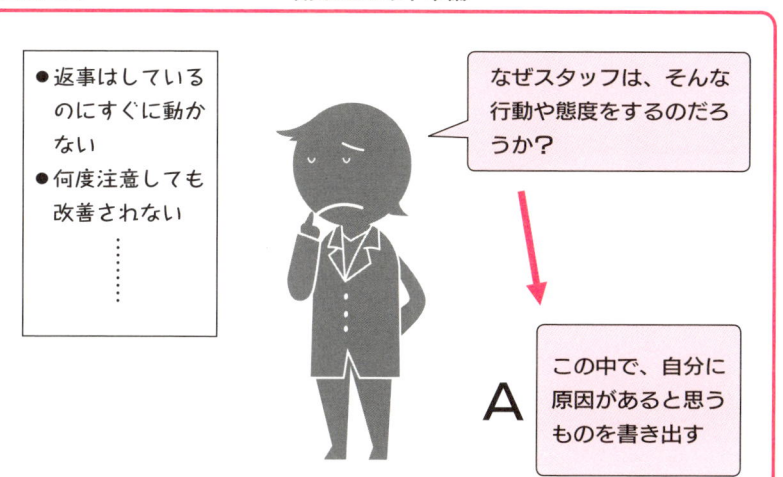

- 返事はしているのにすぐに動かない
- 何度注意しても改善されない
……

なぜスタッフは、そんな行動や態度をするのだろうか？

この中で、自分に原因があると思うものを書き出す

A

Aの中で、もっともストレスを与えていると思うものを3つ選び出す。

Point
①頭の中で考えると、客観的に思考できないので、必ず紙に書き出すこと
②この作業がきちんとできるかどうかで、謝罪が成功するかどうかが決まる重要なものなので、きちんと時間をとって取り組むこと

　これは、いったん院長という立場を棚上げにし、スタッフの立場になって考えると、思いつきやすいでしょう。
　そうやって書き出したら、そのリストの中から、もっともスタッフにストレスを与えていると思う自分の言動を3つ選び出します。これで、謝罪の準備は完了です。具体的には、次章で詳しく説明していきます。

69

# 第 4 章
# 一瞬でスタッフが変わる 魔法のミーティング

## 29 「導入」→「理想」→「謝罪」→「補充」→「協調」の流れがミーティングを成功させる基本！

　魔法のミーティングとは「謝罪」の持っている力を使うことで、スタッフ全員のストレスを一気に解消する、文字どおり魔法のミーティングです。

　原則的に、全スタッフを集めて行いますが、ただスタッフ数が多い場合や、一部のスタッフと強い確執を感じている場合などは、先にそういったメンバーを集めて、行ったほうがいい場合もあります。

　ミーティングを行うときは、重大な話があるといって集めるのではなく、軽い集まりのような感じで、集めるようにしましょう。あまり物々しい雰囲気で集めると、スタッフに緊張感を与え、ミーティングの場が硬くなってしまうからです。

　スタッフが集まったら、「導入」⇒「理想（希望）」⇒「謝罪」⇒「補充」⇒「協調」のプロセスで話をすすめます。具体的には──

　「今日みなさんに集まってもらったのは、実は謝りたいことがあるからです**＜導入＞**。

　私は、こういう医院をつくり、患者さんにこんな医療を提供したいと思っています**＜理想＞**。

　それができていない理由を昨夜１人で考えたのですが、こういう部分（もしくは、足りなかった点）が、みんなのモチベーションを下げていたことに気づき、とても反省させられました。本当にこれまで、申し訳ありませんでした**＜謝罪＞**。

　自分が考えたのは、以上のようなものですが、もし他に気になっている点があれば、指摘してください。この場で言いづらければ、メールなどで送っていただいてもけっこうです**＜補充＞**。

第4章 一瞬でスタッフが変わる魔法のミーティング

〔図表29〕　　　　　　　魔法のミーティング（1）

導入 → 理想（希望） → 謝罪 → 補充 → 協調

このプロセスどおりにミーティングを行えば、一気にストレスを解消し、スタッフの意識を変えることができる！

　患者さんにも、そして働く皆さんにとっても、よい医院をつくっていきたいと本気で思っているので、そのために自分で改善できる部分は、変えていきたいと思っています**＜協調＞**」

　このミーティングを成功させるポイントは、「補充」の段階で、スタッフから院長が考えていた以外の意見が出てきたとしても、反論などはせず、そのまま受け止めること。たとえ、それが見当はずれな意見で、院長のほうに正義があったとしてもです。

　ミーティングの目的は、あくまでストレスを解消すること。院長に正義があっても、反論すると、この目的達成ができなくなります。

　また、スタッフからの意見が、医院のシステムを根本的に変えないといけないものであったり、今すぐ解決できないものであった場合には「改善できるように努力するので、また意見を聞かせてほしい」と伝え、別の機会に話し合いの場を持つようにしましょう。

　その場で、それらの話題について話を始めると、ミーティングの目的を達成することができなくなるからです。

　もうひとつのポイントは「働く皆さんに、仕事を通して幸せになってほしいと思っている」という「協調」の部分を、しっかりと伝えること。そうすることで、スタッフの自己重要感をさらに強く満たし、ミーティングの目的を達成することができるからです。

73

## 30 スタッフの共感を得る正しいミーティングの手順

　謝罪をすることで、ストレスが解消されると、「脳の構造と行動プロセス」（58ページ）で説明をした「受諾」という段階に入ります。これは「コミュニケーションで人が行動を起こすプロセス」（64ページ）でお話をした「傾聴」の準備ができた、ということでもあります。
　これでようやく、スタッフにこちらの話を聞いてもらうことができるようになったわけです。
　魔法のミーティング（2）の目的は、スタッフに、院長の決めた理想の医療を提供していくことに賛同・共感をしてもらうこと。そして、それを実行していくことに高いモチベーションを持ち、実際に行動を起こしてもらうことです。
　この目的を達成するために、もうひとつコミュニケーションで重要なポイントをお話しておきましょう。
　たとえば、これまでストレスがあるとは思えない状態で話をしたのに、スタッフの賛同や共感を得られなかった経験は誰にでもあることでしょう。
　コミュニケーションと聞くと、「何を伝えるのか（話の内容）」が重要で、それが良ければ賛同や共感を得られると思いがちですが、実は、それよりもっと重要なことは「どんな順番で伝えるのか」です。どんなに内容が正しくても、順番を間違えると、賛同や共感を起こすことはできません。
　「傾聴」⇒「思考」⇒「共感」⇒「やる気」が起こるように話をすすめてこそ、相手に行動を起こさせることができるのです。
　そのためには、動機づけをして話を聞く姿勢をつくり、ギャップを

〔図表30〕　　　　　　魔法のミーティング(2)

動機づけ ⇒ ギャップ ⇒ 解決方法 ⇒ 価値 ⇒ 利益 ⇒ 期限

上記の順番で話をしていくことで、「コミュニケーションで人が行動を起こすまでのプロセス」を機能させることができる。

生み出して話に引き込み、そのギャップを埋める解決方法を伝えることで、「思考」をさせます。

つまり、それを実行することの価値と、協力することで得られる利益を伝えることで「共感」を起こし、期限を明確にすることで、「やる気」を起こさせることができます。

その流れは「動機づけ」⇒「ギャップ」⇒「解決方法」⇒「価値」⇒「利益」⇒「期限」であり、その順番で話をすることで、「コミュニケーションで人が行動を起こすまでのプロセス」を機能させ、スタッフのモチベーションを高め、行動を起こさせることができるのです。

前半の「動機づけ」「ギャップ」「解決方法」というのは、映画や小説などと同じ流れです。

幸せに暮らしている主人公が、その生活を続けるというのでは、誰もそのストーリーに魅力を感じません。これまでの生活を一変するような何か問題が起こり、それを解決するための方法を考え探し、実行し、努力していく——これが昔から人びとを魅了してきた物語の基本です。

この基本どおりに話をしていくことで、スタッフを話に引き込むことができます。

## 31 院長が理想を語ることで動機づけをはかる

　魔法のミーティングでは、院長が理想を語ることで「動機づけ」をします。ここまでに考えた、院長にとっての「理想の医療」は、医療関係者なら誰もが賛同できるもののはずです。

　それを「私は、歯科医院は、こういった医療を提供するべきだと思う」とか、「地域に根ざした医療機関として、こんな歯科医院であるべきだと考えています」といった具合に伝えるのです。

　理想というものは、誰しもが「YES」だと思えるものです。たとえば「子供は十分な愛情を受けて育つべき」という理想に「NO」という人はいません。人間には、相手のいっていることを、一度受け入れると、その後も、その人の話を受け入れ続けようとする性質があります（「一貫性の法則」といいます）。ですから、最初に「YES」を取っておくと、その後の話も納得されやすくなります。

　理想の次に、話をするのは「現状」についてです。これは「理想はこうなのに、今の当院はこういう状態です」と、自院の現状の話をしてもいいですし、「ほとんどの歯科医院では、このような医療が行われています」と、歯科界全体の現状の話をしてもいいでしょう。

　ここでのポイントは、この部分をさらりと流すのではなく、どれほど理想とかけ離れた状態であるのかを、しっかりと具体的に話すことです。そうすることで、聞き手であるスタッフは、最初の理想との間にギャップを感じ、話に引き込まれます。そして、話を聞くことで問題意識が生まれ、思考が働き始めるのです。

　次に、その現状を解決するために、どんな取り組みを医院で行っていくのかの説明をします。

〔図表31〕　スタッフのモチベーションを高める法

★スタッフのモチベーションを高めるには……
(1) 社会的に価値がある
(2) 自分に利益がある
(1) だけでも、(2) だけでも、共感は起こりづらい
(1)＋(2) になったときに、共感が起こり、モチベーションが高まる

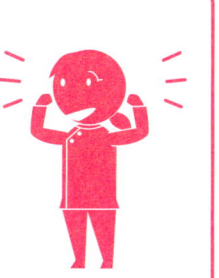

　トップダウンで「これから、これをします」と押しつけるのではなく、「問題点を解決するために、こういうことをしたいと思っているのだが、みんなの意見がほしい」というカタチで話をしてください。
　そのほうが、聞き手は思考を働かせるし、自分が考えた上で納得したものなら、賛同や共感がしやすくなるからです。
　そして、新たな取り組みが医療機関としてどのような価値のある行為であり、それを実行していくことで、スタッフにどんな利益があるのかを話をします。価値とは、患者さんや社会に与える影響。これは「理想の医療」を考えた際に、答えは出ていますから、それをそのまま伝えればいいのです。利益と聞くと「収入」だけを考えがちですが、プロとしてのスキルアップや、人間性の成長というのも大きな利益です。社会的にも価値があり、自分にも利益があるものとなると、共感し、モチベーションが高まってきます。
　そして、最後に期限を切ります。半年以内に、1年以内に、理想の医療を提供できる医院にすると話すのです。
　残念ながら、人間には怠惰な部分があり、期限がなければ、どんどん先送りにしてしまいがちです。逆にいうと、明確に期限を切られることで、行動へのヤル気が生まれてきます。

## 32 院長の一方的な話ではなくみんなの意見を聞く

　ここまでの話が終わったら、最後にスタッフみんなの意見を求めるようにしてください。

　これから新しく始める取り組みに対する意見や、他に行ったほうがいいと思う取り組みのアイデアなどを聞くわけです。

　歯科医院は、一般の企業に比べると、経営者（院長）とスタッフが近い関係にあるところが多いようです。

　たとえば、一般企業ですと上下関係が明確で、納得できようと、そうでなかろうと、社員は社長のいうことを聞きます。ところが、歯科医院はよくいえば家族的、悪くいえば上下関係があいまいなため、納得できなければ、院長のいうことでもなかなか聞いてもらえないことが多々あります。

　ですから、トップダウンで「こうしろ！」と伝えるより、スタッフに意見やアイデアを出してもらい、「みんなで決めた」というカタチをつくったほうが、行動を起こさせやすいのです。

　もちろん、意見やアイデアを求めても、最初は出てこないかもしれません。しかしこれは、これまでのように言いづらいからではなく、"理想の医療を提供するために何をすべきか"ということを、きちんと考えてこなかったのにすぎない場合がほとんどです。

　そこで、意見が出ない場合は「右の席から……」といった具合に、指名をして発言をしてもらうようにします。

　そして、出てきたものが、どんなに見当ハズレなものでも、すぐにそれを否定するのではなく──

　意見なら「そうか。それも考えないといけないことだよね」

第4章　一瞬でスタッフが変わる魔法のミーティング

〔図表32〕　　　ミーティングをみんなで考える場にする

ミーティングを、院長から一方的に伝える場ではなく、みんなで考える場にしていく。

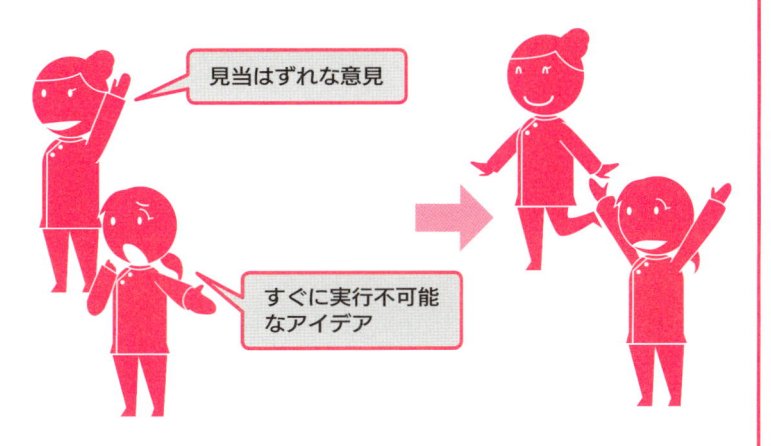

見当はずれな意見

すぐに実行不可能なアイデア

★意見やアイデアを受け止めてあげることで、どんどん自分で考え、意見やアイデアを自由に出していい、という雰囲気をつくる。

★スタッフに、どんどん意見やアイデアを出させることによって、「みんなで決める」という雰囲気をつくることで、イキイキとした組織になっていく。

アイデアなら「いいね。今すぐ実行は無理かもしれないけど、今後、どうやって実行するか話し合っていきましょう」

といった具合に受け止めるようにします。この際、メモなどをすると、さらにその姿勢は伝わります。

こうして、どんなものでも受け止められることが実感されると、スタッフも「変なことはいえない」などといった心理ブレーキがはずれるので、意見やアイデアが出てきやすくなります。

79

## 33 人間の脳は方向性を与えられると活性化する

　意見やアイデアをまとめ、どんな取り組みをするのかが決まったら、ミーティングは終了です。
　最後に「後で、他に意見やアイデアを思いついたら、紙に書き出して提出してほしい」ということを伝えておきます。この際、たとえば1週間後までにといった具合に期限を切るようにしてください。

　人間の脳は、方向性を与えられると、自分が意識していない間も、そのことを思考するようになります。
　たとえば、車で通勤している人に「通勤途中にある緑色の看板を教えてください」と質問しても、ほとんどの人は思い出すことはできません。ところが、車に乗ったときに「緑色の看板を探す」と、口に出して自分に命令をすると、意識していなくても緑色の看板が次々に目につくようになるのは、このためです。
　それから、人間の脳は、緊張から解放されて弛緩したときに、今までと違う視点の意見やアイデアが浮かんでくるもの。歴史的な発見の多くは、研究室を離れて散歩をしているときや、トイレやお風呂の中で生み出されているのです。

　ミーティング後も、意見やアイデアを考えるように方向づけ、それに期限をつけると、その期間内は、無意識のうちに思考を続けるようになります。すると、ミーティングの場では思いつかなかったモノが出てくることがあります。
　こういった意見やアイデアもすべて汲み出すことで、「あの時、い

第4章　一瞬でスタッフが変わる魔法のミーティング

〔図表33〕　人は方向づけられると無意識のうちに思考を続ける

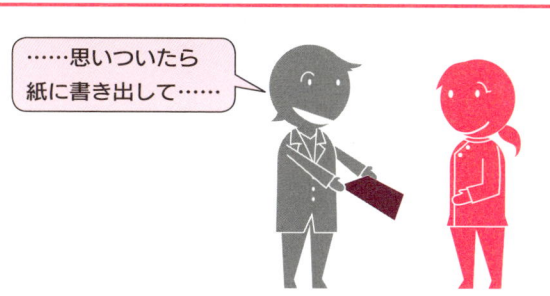

……思いついたら紙に書き出して……

★方向性を与えられ、期限を切られると、無意識の間も思考を続けるようになる。
★こうして、すべての意見やアイデアを汲み出す。

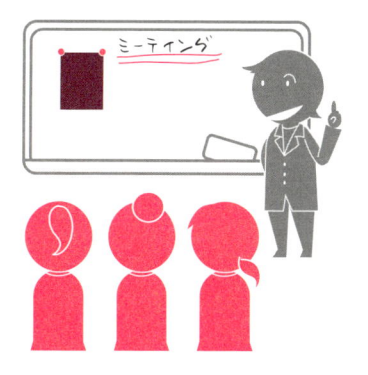

★すべての意見やアイデアをまとめたら、次のミーティングでブラッシュアップをして、医院でやるべきことを決定する。

い忘れた」をなくし、本当の意味で、全体で決めたものにすることができるのです。

　ミーティングの際と、その後に提出された意見やアイデアをまとめたら、次のミーティングでもう一度ブラッシュアップし、理想の医療を実現するために、医院でやるべきことを決定してください。

81

## 34 魔法のミーティングでモチベーションはなぜ上がる？

「自己実現理論」というのをご存知でしょうか？

これは、アメリカの心理学者、アブラハム・マズローが、人間の欲求を5段階の階層で理論化したもので、「マズローの欲求段階説」とも呼ばれている、有名な理論です。

簡単に説明すると、人間の基本的欲求を低次から順に「生理的欲求」「安全の欲求」「所属と愛の欲求」「承認（尊重）の欲求」「自己実現の欲求」と、まるでピラミッドのような構造になっていて、ひとつが満たされると、その上の欲求が出てくるというものです。

働くことで収入を得ることができ、雇用が継続されれば、第1段階と第2段階の欲求が満たされます。職場の雰囲気が良ければ、第3段階も満たされます。

よく「スタッフのモチベーションを高めるために、給料を上げたほうがいいでしょうか？」という質問を受けますが、私がそれに反対をするのは、収入を増やすだけでは、第1段階と第2段階の欲求しか満たされないからです。これらは低次元の欲求なので、モチベーションの持続力が弱いのです。

高いモチベーションを、継続して持たせるには、第4段階、第5段階の欲求を満たしてあげること。そして、理想の医療を提供することは、スタッフに仕事をすることの意味や価値を与えるだけでなく、第4段階の高いレベルの尊重欲求を満たすことに、スタッフの目を向けさせることができます。

また、仕事を通じてスタッフにどんな人間になってほしいのかを伝えることで、仕事を通して第5段階の欲求を満たそうとする価値観を

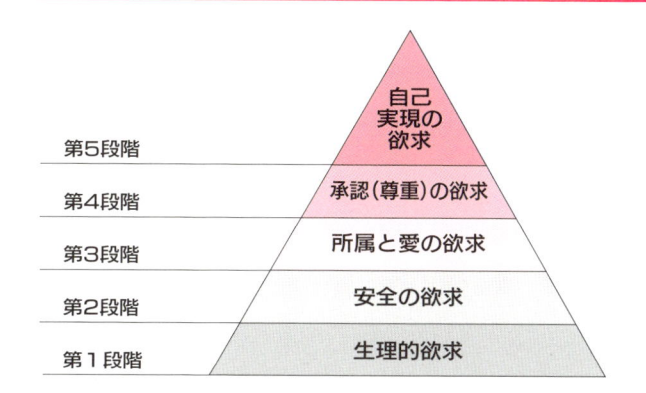

第4章　一瞬でスタッフが変わる魔法のミーティング

〔図表34〕　　　　　　　　自己実現理論

|  | |
|---|---|
| 第5段階 | 自己実現の欲求 |
| 第4段階 | 承認（尊重）の欲求 |
| 第3段階 | 所属と愛の欲求 |
| 第2段階 | 安全の欲求 |
| 第1段階 | 生理的欲求 |

★**第1段階：生理的欲求（Physiological needs）**／生命維持のための食事・睡眠・排泄等の本能的・根源的な欲求。
★**第2段階：安全の欲求（Safety needs）**／安全性・経済的安定性・良い健康状態の維持・良い暮らしの水準、事故防止、保障の強固さなど、予測可能で秩序だった状態を得ようとする欲求。
★**第3段階：所属と愛の欲求（Social needs/Love and belonging）**／情緒的な人間関係、他者に受け入れられている、どこかに所属していたいという欲求。
★**第4段階：承認（尊重）の欲求（Esteem）**／自分が集団から価値ある存在と認められ、尊重されることを求める欲求。尊重のレベルには2つあり、低いレベルの尊重欲求は、他者からの尊敬、地位への渇望、名声、利権、注目などを得ることによって満たすことができる。高いレベルの尊重欲求は、自己尊重感、技術や能力の習得、自己信頼感、自立性などを得ることで満たされ、他人からの評価よりも、自分自身の評価が重視される。
★**第5段階：自己実現の欲求（Self-actualization）**／自分の持つ能力や可能性を最大限発揮し、具現化して自分がなりえるものにならなければならないという欲求。

持たせることができます。
　魔法のミーティングには、これらの要素が入っているので、スタッフのモチベーションを高めることができるのです。

## 35 責任の所在と権限を決める

　理想の医院を実現するために、どんな取り組みをするのかが決まったら、その取り組みを確実に実行するために、「担当」を決めます。複数人数で担当する場合は、誰がリーダー（責任者）なのかも明確にしておきます。

　役割分担を決めることで、責任の所在が明確になり、責任感を持たせることができます。

　ここでのポイントは、役割と同時に「権限」を与えること。この権限とは、役割を達成するために、上司に決済をとらずに現場で決めていいことです。

　たとえば、キャンセル数を減らす担当が受付の2人に決まり、取り組みとして、予約の数日前にメールでお知らせすることと、来院されなかった患者さんに電話連絡をすることになったとします。

　ところが、受付は他にもやるべき業務が多く、忙しくて、取り組みが実行できないといった場合、2人が働くシフトを自分たちで決めることができる権限があれば、2人が重複して働く時間をつくり、1人が受付業務をしている間に、もう1人がメールの配信と電話がけをすることができます。

　在庫管理の担当であれば、常にその在庫が安定量保てるよう、一定金額までの仕入れに関しては権限を持ったほうが、業務がスムーズになるかもしれません。

　どのような権限があったほうが、スムーズに自分の役割をすすめることができるのかについては、ミーティングで話し合って決めるようにします。

第4章　一瞬でスタッフが変わる魔法のミーティング

〔図表35〕　責任と権限の両方がそろって役割を果たす

> 役割を決めることで、責任の所在を明確にする。
> 役割は、トップダウンで、歯科医院経営者が決める。
> しかし、責任の所在を決めれば、動き始めるかというと不十分。 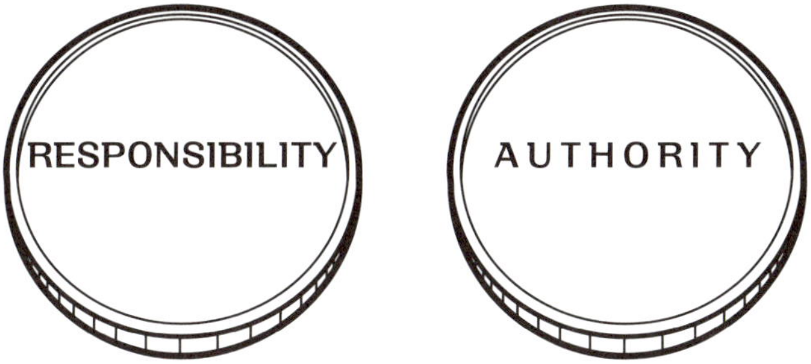
>
> RESPONSIBILITY　　　AUTHORITY
>
> 　　責　任　　　　　　　権　限
>
> ★責任と権限は、コインの裏と表のようなもの。
> ★両方がそろって、効果的に役割を果たすことができる。

　この権限は、普遍的なものではありません。実行する取り組みの進捗状況や結果を定期的に検証し、適切な権限を与えられるよう、ミーティングで話し合うようにしてください。
　どんな権限があれば、効果的に役割を果たすことができるのかは、現場の人間が一番知っているので、現場の声を聞くこと。また、定期的に、進捗具合と問題点を確認し、どのような権限があればスムーズに役割を遂行できるのかをチェックすること。

## 36 人間脳に働きかけるコミュニケーションをとる

　魔法のミーティングでストレスを解消したとしても、その後、業務を行っていく上で、スタッフがストレスを感じるのをゼロにすることはできません。スタッフはさまざまな場面でストレスを感じ、感情をベースにした発想や行動を起こします。
　ですから、強い組織力を維持するには、常にスタッフの人間脳に働きかけるコミュニケーションを心がけるべきです。

　人間脳に働きかけるというと、難しいもののように感じるかもしれませんが、そんなことはありません。人間脳は思考を司るのですから、考えさせるようにすればいいのです。もちろん、そのためには先に感情を沈静化させる必要があります。
　たとえば、スタッフが感情的な態度や行動をとったとき、次のような順番で話をしていきます。
　まず、相手の態度から、その感情を想像し、相手に「あなたの行動がいつもと違うのですが、もしかして、こんな気持ちなのではないですか？」と伝え、確認をします。もちろん、全体の場ではなく、2人きりの空間で行うようにしてください。そして、その感情が、どの程度なのかを質問します。
　このように「①相手の気持ちを表現する」「②感情を確認する」「③程度を考えさせる」という順番で話をすすめ、自分の感情を第三者の視点で見せることで冷静さを取り戻させ、人間脳を働き始めさせることができます。
　その上で「なぜ、あなたはそんな気持ちになっていると思います

第4章　一瞬でスタッフが変わる魔法のミーティング

〔図表36〕　　　感情的なスタッフとのコミュニケーション

★スタッフが感情的な態度をとったときのコミュニケーション
　①相手の気持ちを表現
　②感情を確認する　　｝自分を冷静に見れる　→　小脳と大脳
　③程度を考えさせる　　ようにするための質問　　を沈静化
　④原因を考えさせる質問　｝思考させるための質問
　⑤視点を前に向けさせる質問
　⑥協力の申し出

★すべてのコミュニケーションは、小脳と大脳を沈静化させ、その上で、新皮質に考えさせるというプロセスで行う。

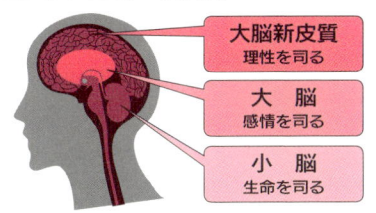

大脳新皮質　理性を司る
大　脳　感情を司る
小　脳　生命を司る

★新皮質を働かせると、感情的な思考・行動はしなくなる。
★これを繰り返すことで、思考的な発想や行動ができるスタッフに育てられる。

か？」と「④原因を考えさせる質問」を行い、「どうすれば、その感情から抜け出せると思いますか？」と「⑤視点を前に向けさせる質問」をします。

　最後に、「私に協力できることがあれば、何でもいってください」と「⑥協力の申し出」をすれば、スタッフの気持ちを前向きに思考させるだけでなく、自己充足感を満たして、より良い関係を築くこともできます。

## 37 自分で考えることのできるスタッフをつくる

　理想の医療を提供できる歯科医院になる——このミッションを達成する途中には、さまざまな障害が待っているでしょう。そのすべてに院長が対応し、解決していくのは不可能です。

　ミッション達成には「指示待ち」ではなく、自主性を持ち、自発的な行動をとれるスタッフを育てていくことが重要テーマとなります。そのためには、普段から「考える癖」をつけさせること。たとえば受付がキャンセル数の担当で、キャンセル数が増えているとしたら、その原因と解決方法を、受付自身で考えられるようにするのです。

　単に「考えろ！」と指示をしても、考えるスタッフは育ちません。思考を深めていけるよう、ナビゲーションをすることで、考えることを習慣化させるのです。たとえば——

　「なぜ、キャンセル数が増えていると思いますか？　具体的に、その原因を３つ考えてみてください」

　「その原因を解決するには、どんな取り組みをすればいいと思いますか？」

　「あなたが患者さんなら、どんなことをされたら、キャンセルをしないと思いますか？」

　「キャンセル数を減らすために、今すぐできる取り組みは何だと思いますか？」というように、順を追って話をしていくのです。

　もし、直面した課題が、解決不可能に思えるものであるときは、次のような問いかけをするといいでしょう。

　「不可能なことは何ですか？」

　「なぜ不可能なのですか？　その理由をあげてみてください」

〔図表37〕 スタッフが自分で考えることができないのはなぜか？

> **なぜ、スタッフは自分で考えることができないのか？**
>
> それは、学校教育の中で「どのようなプロセスで考えていけば、答えに行き着くことができるのか」ということを学んでこなかったから。答えに行き着くように、順を追って質問をしていくことで、自分で考えられるスタッフができる。

「それは本当に不可能だと思いますか？」
「まったく不可能だとしたら、代替案はないのでしょうか？」
「もし規制がないとすれば、どんなことをすれば（どうなれば）その課題を解決できると思いますか？」
「何があれば（どうなれば）、それを実行できますか？」

この時、矢継ぎ早に問いかけるのではなく、ひとつずつスタッフに考える時間を与えながら、導くように話をすることがポイントです。そして、ここでも大切なのは「その課題を解決するために、私（院長）や医院が協力できることは、何かありますか？」という歩み寄りの質問をすることです。

話が終わったら、アイデアとやるべきことを、レポートにまとめて提出するように指示します。そうすることで、自分が思考したプロセスを整理させ、考えることを習慣づけることができるからです。それに、考えて導き出した「やるべきこと」が明確になると、行動を起こさせやすくする効果もあります。

最初は時間をとって、思考を導くためのナビゲーションの問いかけをしていくことが必要ですが、何度か繰り返すことで、考える習慣ができると、なにか課題に直面したときに、「この件については、どうやって解決していくのか、明日までにレポートにまとめておいて」と指示するだけでできるようになります。

## 38 スタッフが"医院全体を見る目"を養う

「スタッフが医院のことを、自分のことと考えてくれない……」

こうした不満は、院長なら、一度は持ったり、考えたことがあることだと思います。

スタッフに、経営者（院長）と同じ感覚を持たせることは不可能ですが、"医院の全体を見る目"を養うことはできます。そのためには、次のように話をするといいでしょう。

「歯科衛生士が集まる勉強会に参加していたときに、隣に座った2人組が、うちの医院って患者満足度がすごく高くて、よく褒められるのよ。点数でいえば100点満点だよね、と話をしているのを聞いたら、どう思いますか？」

「じゃあ、うちの医院は100点満点でいえば、何点くらいだと思いますか？」

「それを100点にするためには、何をすればいいと思いますか？」

「そのために、医院や私が協力できることが、何かありますか？」

この時のポイントは、最初に他の医院の話をすること。

院長も、たとえば営業の人に「先生の医院は、こんな問題を抱えていますよね」と本質をズバリと切り出されると、それがその通りだったとしても、「そんなことはない！」と否定したくなります。

ところが、「先生のところは大丈夫だと思いますが、歯科医院の中には、こういった問題を抱えているところが多いみたいですよ」と、他院のこととして話をされると、「うちにも、そういう問題はあるよ。何かいい解決方法があるの？」と対応するようになります。

自分のことだと、責められているような感覚を持つので、ストレス

〔図表38〕 相手が脅威を感じない話し方を

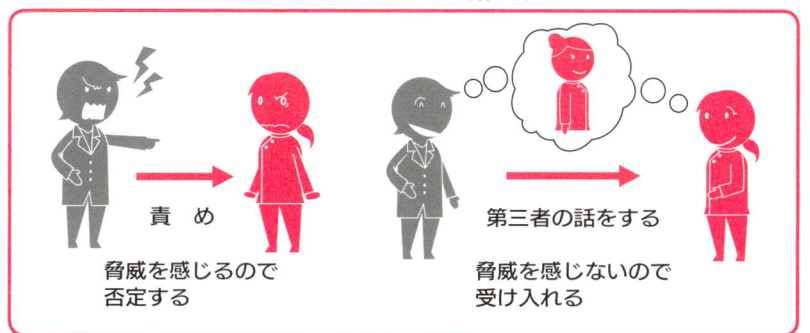

責め　→　脅威を感じるので否定する

第三者の話をする　→　脅威を感じないので受け入れる

を感じ、感情的な思考になって反発をしてしまいますが、他の人のことや世間一般論として話をされると、ストレスを感じないので、話の内容を受け入れ、新皮質で冷静に思考ができるのです。

　スタッフも同じです。「うちの医院は100点満点で、何点くらいだと思う？」から入ると、責められていると思うので、その脅威を回避するために、虚偽の点数を答えたり、点数が悪い言い訳を見つけるために、医院の悪いところを探す視点になりがちです。

　重要な部分なので繰り返しますが、私たちが常にコンタクトをとらなければいけないのは、スタッフの新皮質です。そのためには、ストレスを感じさせないように話をすること。これをきちんと守っていれば、スタッフは思考するので、現状を受け止めることができ、全体を冷静に見ることができるようになります。

　スタッフ自身の悪い部分を改善するように考えさせるときも、その部分をズバリ指摘すると、ストレスを生みます。このような場合も、他院（もしくは異業種）の話をすることが有効な方法となります。

　コトワザに"人の振り見て我が振り直せ"というのがありますが、直接注意をするより、他人の行動を見せる（イメージさせる）ほうが、冷静に現状を受け止め、考えさせることができるのです。

# 第 5 章

# 人間を大切にする歯科医院を目指す

## 39 "モノ視点"ではコミュニケーションにならない

　スタッフをサポーターにするために、どんなコミュニケーションやミーティングをしていけばいいのか理解できてきたと思います。ところが、ここまで学んだ内容を実行しても、実はあることができていないと、良い結果を出すことはできません。

　たとえば、コンビニで買い物をしたときに「ありがとうございます」といわれても、嬉しい気持ちにはなる人はいません。でも、迷っている人に道を教えてあげ、「ありがとうございました」といわれると、嬉しい気持ちになるはずです。なぜ、同じ「ありがとう」という言葉なのに、このような違いがあるのでしょうか。

　それは、前者の形式的な言葉には感謝の気持ちがなく、後者にはそれがあるからです。人間は不思議なもので、表面的な言葉の背後にある「心」を感じとる能力を持っているのです。

　ひとつの行動の背後には、相手に対する視点があります。ひとつは、尊重されるべき大切な「ヒト」という視点。そして、もうひとつが、「モノ」という視点です。

　こんなことをいうと、「私は人間をモノとして見たことなんてないぞ！」とお叱りの声が聞こえてきそうですが、実は普段の生活の中で、よくあることなのです。たとえば食事に行ったとき、隣のテーブルが騒がしく、不愉快になった経験があると思います。そのとき、あなたは隣のテーブルにいる人たちを「邪魔なモノ」と見ていたのです。

　尊重されるべき大切なヒトであるという視点ですと、「何か特別に嬉しいことがあったのかなぁ。幸せでよかったなぁ」と、微笑ましく思えたはずなのですから。

第5章　人間を大切にする歯科医院を目指す

〔図表39〕　　　　　　　ヒト視点とモノ視点の違い

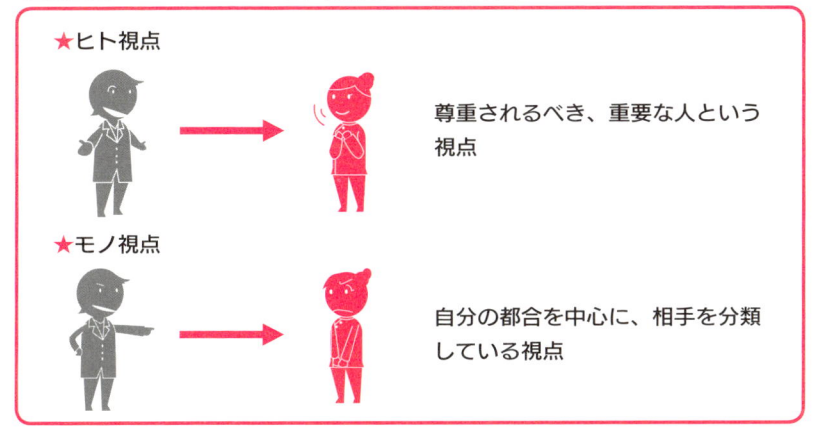

★ヒト視点

尊重されるべき、重要な人という視点

★モノ視点

自分の都合を中心に、相手を分類している視点

　お恥ずかしい話ですが、私自身、自分が忙しく働いているのに、スタッフがノンビリしているのを見ると、「もっと働かせて、こいつにも収益を生み出させなければ！」と思うことがあります。この瞬間、私はスタッフを「役に立たないモノ」として見ていたのです。

　いうことを聞かないスタッフに対して、「こいつがいなければいいのに……」と思ったこともあります。つまり、私はそのスタッフのことを「邪魔なモノ」だと見ていたのです。

　自分の都合を中心に、便利、邪魔、無関係などの視点で相手を見ることが、相手を「モノ」として見ているということなのです。

　モノとして見た視点では、どんなにコミュニケーションテクニックを駆使して話をしたとしても、相手に伝わったり、共感を起こすことはありません。人間が表面的な言葉の背後にある心を感じとる能力を持っているので、短期的には誤魔化せたとしても、それを継続することはできないのです。とくに職場において、スタッフは上司や院長の言葉の背後にある視点を、敏感に感じとる傾向がありますので、普段のコミュニケーションにおいて気をつける必要があります。

## 40 あなたの相手はヒト(?) モノ(?)

　自分が相手を「ヒト」と見ているのか、「モノ」と見ているのかは、多くの人が、これまで意識をしてこなかったことだと思います。それだけに、その判断を無意識のうちに行ってしまい、自分ではなかなか気がつかないものです。
　ですから、最初のうちは、常に自分が相手をどちらの視点で見ているのかを、意識的に確認することが必要になります。
　たとえば、スタッフに注意をするとき、そのスタッフを「ヒト」として見ているのか、「モノ」として見ているのか、自分の視点を内観するのです。
　重要なかけがえのないヒトとして見ていれば、そのスタッフがスキルアップしたり、より幸せになるためのアドバイスになり、相手を自分が仕事や経営の都合で「モノ」として見ているなら、感情的もしくは相手をコントロールするような注意の仕方になるでしょう。
　患者さんに治療の提案をするとき、「ヒト」なら、その人が快適な生活を手に入れるために、医療人としてベストな提案をするでしょうし、「モノ」なら、医院に収益が上がる治療を提案したり、逆に自分が嫌われないような提案になるかもしれません。
　私生活でも、銀行のATMに並んだとき、前の人が操作に時間がかかった場合、レストランで料理がなかなか出てこなかった場合、自分は相手をヒトと見ているか、モノとして見ているか、自分の視点を確認するのです。
　ここで誤解をしないでいただきたいのは、「優しい対応」が必ずしも、相手をヒトとして見た対応ではないということ。たとえば、小さ

〔図表40〕　　　　スタッフをモノとして見ると……

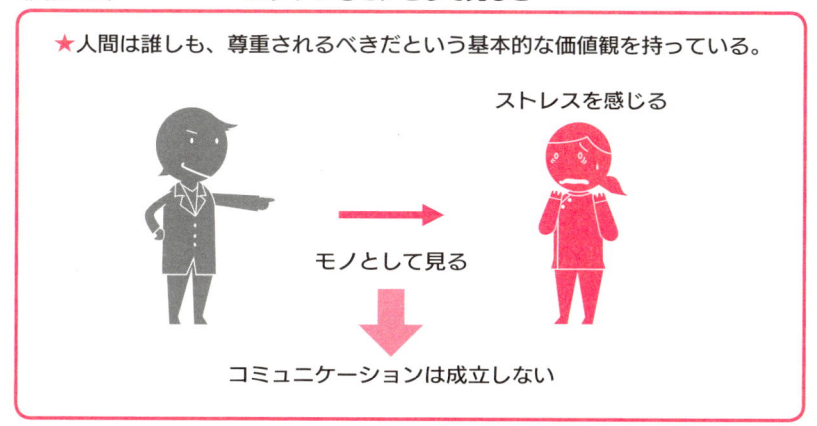

★人間は誰しも、尊重されるべきだという基本的な価値観を持っている。

ストレスを感じる

モノとして見る

コミュニケーションは成立しない

　な子供が道路に飛び出そうとしたとき、親は大きな声で叱ります。時にはブツかもしれません。表面的に見れば、厳しく、虐待にすら見える対応です。でも、そういった対応をするのは、子供を本当に大切に思っているから。つまり、ヒトとして見ているからなのです。

　このように、ヒトと見ているからこそ、厳しい対応をすることもあります。その心は子供に伝わるように、厳しい対応であったとしても、それが相手をヒトとして見た行動なら、必ず相手に伝わります。

　もう一点。ここでお話をしているのは、人格者になりましょうという提案でもありません。生きていく中で、24時間、常に相手をヒトとしてだけ見るようになることは不可能です。

　ただ、人様とコミュニケーションをとるときは、相手をヒトと見ているほうが、より良い成果を出すことができます。ですから、自分が相手をどんな視点で見ているのかを把握しておいたほうがいい、ということなのです。相手をモノとして見ている自分に気づくことができれば、その視点を修正してから話をすれば、コミュニケーションを成立させることができるからです。

## 41 モノ視点は組織を最悪の状態にする

　スタッフがミスをしたりすると、院長としては当然、ストレスを感じます。人間はストレスを感じると、自己正当化と他者批判を行います。すると「自分は善で、相手は悪」になりますから、ヒトとして尊重をする必要のない存在になり、モノとして見てしまうようになりがちです。
　こうなると、自分の都合のいいようにスタッフをコントロールしようとしたり、排除しようとしたり、逆に無視する（無関心になる）など、スタッフをモノとして扱う発想と対応になってしまいます。
　それを感じとったスタッフのほうもまた、ストレスを感じます。
　人間はみんな、ヒトとして尊重されるべきだと思っているので、モノ扱いをされるとストレスを感じるのです。
　すると、スタッフも院長に対して、自己正当化と他者批判を行います。そして「自分は善で、院長は悪だ」という公式を成立させます。その結果、スタッフは、院長をモノとして見るようになり、そのスタッフの対応や態度に対して、院長はさらにストレスを感じるようになります。

　このように、相手をモノとして見てしまうと、相手もあなたをモノとして見ることになり、それが新しいストレスを生んでいくことになります。
　こうした「モノ・モノ視点のスパイラル」に陥ると、お互いに「相手は悪で、自分は善」という公式をどんどん強化していき、相手に対する壁をより一層強固にしてしまいます。

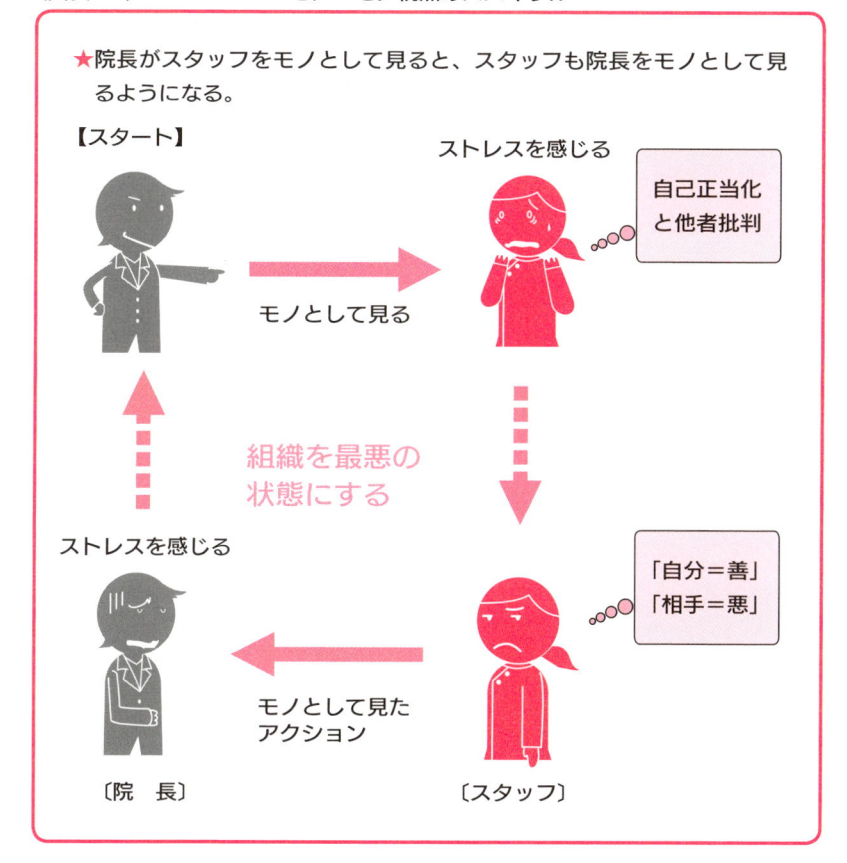

〔図表41〕　モノ・モノ視点のスパイラル

★院長がスタッフをモノとして見ると、スタッフも院長をモノとして見るようになる。

【スタート】

ストレスを感じる

自己正当化と他者批判

モノとして見る

組織を最悪の状態にする

「自分＝善」
「相手＝悪」

ストレスを感じる

モノとして見たアクション

〔院　長〕　　　　　　　　　　　〔スタッフ〕

　こうなってしまうと、どんなに話し合いの時間をとっても、そしてどんなに素晴らしいテクニックを駆使しても、コミュニケーションは成立させられなくなります。

　この「モノ・モノ視点のスパイラル」は、理想の医療を提供することで収益を伸ばし、幸せな成功を手に入れるには、最大の障害になるので、絶対に避けなければいけないものです。

## 42 モノ・モノ視点のスパイラルから抜け出す

　お互いに相手をモノと見る「モノ・モノ視点のスパイラル」は、院長とスタッフの間だけでなく、スタッフ同士の間にも起こります。
　私はこれまでいくつもの医院で、院長やスタッフと個別に話をしてきましたが、表面的には仲良く見えても、「モノ・モノ視点のスパイラル」に陥っている組織は少なくありません。では、このスパイラルから抜け出すには、どうすればいいのでしょうか？
　その答えは非常にシンプル。どちらかが相手をヒトとして見ればいいのです。そうすれば、相手を人間として尊重する言葉づかいや対応になり、それを感じとった相手も、その人のことをヒトとして見るようになります。つまり、一方が相手をモノとして見ることで始まるモノ・モノ視点のスパイラルは、どちらかが相手をヒトとして見ることで、ヒト・ヒト視点のスパイラルにすることができるのです。
　とはいえ、相手からストレスを受けたとき、それを許して、ヒトとして見るのはなかなか難しいもの。我慢して相手をヒトとして見る努力をするのは最悪で、しばらくすると「オレはこんなに辛抱しているのに……」と、逆にストレスを増やすことになりかねません。
　そこで、我慢をするのではなく、次のようにするのです。
　①その場を離れる
　②魔法の質問を自分にする（次項参照）
　③その答えを、相手に確認する
　ストレスを感じる場に居続けると、相手から受けるストレスはどんどん大きくなっていきます。そのため、まずその場を離れ、深呼吸をしたり、少し体を動かしたり、好きな音楽を聴くなど、軽い気分転換

第5章　人間を大切にする歯科医院を目指す

〔図表42〕　　モノ・モノ視点のスパイラルから抜け出す！

【スタート】　　　　ストレスを感じない

ヒトとして見る

組織内の関係が良好になる

ストレスを感じない

ヒトとして相手を考える

ヒトとして見たアクション

〔院　長〕　　　　〔スタッフ〕

相手をヒトとして見るためのステップ

①その場を離れる
②魔法の質問を自分にする
③その答えを、相手に確認する
★魔法の質問は、相手を「ヒト」として見る視点を取り戻すための質問。その質問を自分に問いかけることで、相手を尊重すべきヒトとして見ることができるようになる。

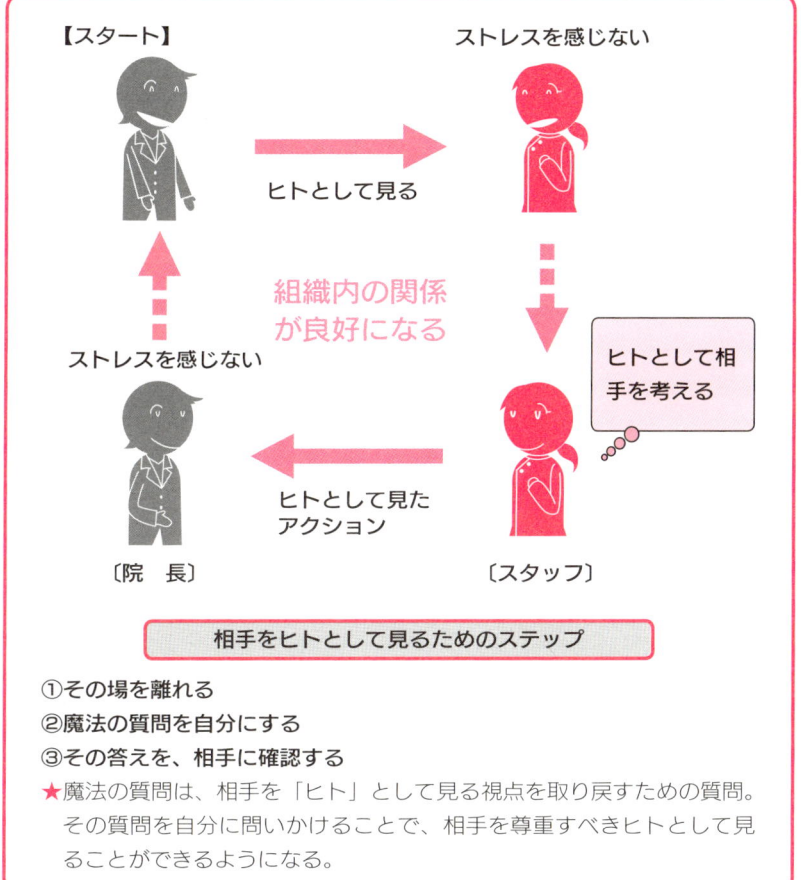

をして感情を沈静化させるのです。

　仕事中で、どうしてもその場から離れることができなければ、「このことは後でじっくり考えよう」とつぶやき、自己正当化と他者批判をすることを、いったん棚上げするといいでしょう。言葉にすると、脳がそちらの方向にシフトするので、棚上げがしやすくなります。

101

## 43 相手をヒトとして見る"魔法の質問"

　その場を離れる、あるいは自己正当化と他者批判を棚上げすることで、感情が少し沈静化したら、魔法の質問を自分に対して行います。

**【魔法の質問】**
「何か、自分が知らない背景があるのでは？」
「何か、自分と違うルールを持っているのでは？」
「自分が知らない間に、何か、感情をつくってしまったのでは？」

　もしかしてスタッフは、機嫌が悪いのではなく、体調が悪いのかもしれませんし、身内が倒れるなど、家庭に何かがあったのかもしれないし、人生を左右するようなトラブルに巻き込まれているのかもしれません。また、仕事上の大きな悩みを抱えているのかしれません。
　このように、相手は、院長が知らない背景があり、そのために、そういった態度になっているかもしれないのです。
　もちろん、そういった感情を仕事に持ち込むのはプロとしてあってはいけないことです。でも、そんなに割り切ることができないのが人間というもの。専門的にメンタルトレーニングを受けているプロのスポーツ選手ですら、私生活でトラブルがあると成績が落ちるのですから、仕方がないことなのです。
　それに、仕事や人生のルールは、人によって違います。
　「仕事は規則厳守でやるべきだ」というルールを持っている人もいれば、「規則は大切だけど、状況に応じて臨機応変にやるのが仕事だ」というルールを持っている人もいます。「時間を守るのが重要」という人もいれば、「ていねいさが重要」という人もいます。

第5章　人間を大切にする歯科医院を目指す

〔図表43〕　　　　　コミュニケーションギャップの原因

人にはみな背景・感情・ルールがある！

背　景

感　情

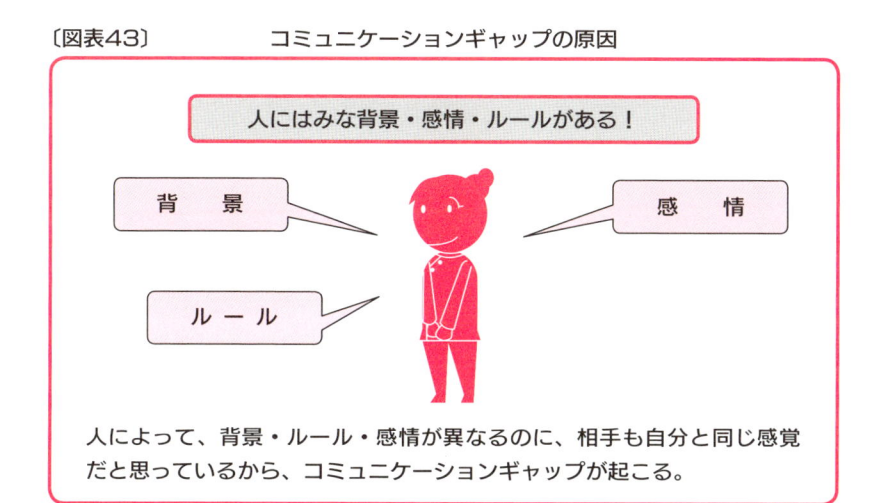

ルール

人によって、背景・ルール・感情が異なるのに、相手も自分と同じ感覚だと思っているから、コミュニケーションギャップが起こる。

　仕事のすすめ方や人への接し方から、片付けの仕方まで、人によって「これは、こうあるべきだ」というルールは違います。その決め事が違うから、院長がストレスを感じるような行動をしたかもしれないのです。
　そして、院長が、背景やルールの違いからストレスを感じたように、逆にスタッフに対して、まったく悪気なくストレスを与えていることがあります。そのストレスが感情を生み出し、院長をモノとして見た対応や行動をしたのかもしれません。
　多くの人は、相手の行動だけを見て、善か悪かを判断し、その人間を評価します。しかし、すべての行動の背後には、「背景」「ルール」「感情」という事情があり、本人にすれば、そういった行動を「取らざるを得なかっただけ」かもしれません。
　この魔法の質問は、そういった相手の事情などに視点を向ける質問法です。つまり、相手の事情などにフォーカスすることで、相手をヒトとして見る視点を取り戻すことができるのです。

## 44 お互いに確認をすることで理解を深める

　魔法の質問で考えた内容が、必ずしも的を得ているとは限りません。相手の行動を見ただけでイメージしたのですから当然です。ただ、魔法の質問は、ヒトとして見る目を取り戻すことが目的ですから、それでいいのです。

　業務の中で、スタッフとの摩擦を感じても、そのまま放置してしまう院長は意外と多いもの。一時的に気まずい状態になったとしても、しばらくすれば、普段どおりに戻ったように感じるので、それで問題は解消されたと思ってしまうのです。しかし、多くの場合、放置をしたままでは解決されていません。その摩擦は蓄積されていき、軋轢（あつれき）にまで発展します（とくに女性はこの傾向が強いもの）。

　モノ・モノ視点のスパイラルから抜け出し、軋轢をつくり出さないためには、きちんとスタッフと話し合う場をつくることが大事です。

　この話し合いでは、確認をしたいテーマを伝えます。たとえば、仕事中の態度とか、仕事のすすめ方とか、院長がストレスを感じたものがテーマで、それについて話をしたいと相手に伝えることです。

　次に、自分の感情を伝えます。スタッフの行動を見て、期待をしていたのに、とても残念な気持ちになった、傷ついたといった感情を伝えるのです。

　この際、注意をしてほしいのが、怒りのような攻撃性のある感情は、相手がこちらに対して脅威を感じるので伝えないこと。ただ怒りは、基本的に期待に対する裏切り感から起こるものなので、期待をしていたという部分を伝えることは間違いではないのです。

　感情を伝えることに抵抗を持つ人は少なくありません。そうするこ

〔図表44〕 感情の持つ力を活かす

★感情を伝えることで、弱い人間とか、感情的な人間と思われることはない。それより、感情の持つ力を使うことで、得られる効果に目を向けるべき！

感情
心を開く

★感情を伝えることで、相手の心も開かせることができる。その上で、コミュニケーションギャップを解消すると、信頼をベースにした関係が構築される。

とで、自分が弱い人間とか、感情的な人と思われるのではないかと考えてしまうからです。しかし、感情はうまく伝えれば、こちらが心を開いていることを強く実感させ、相手の心を開くことができる素晴らしいカードです。そのカードを使わない手はありません。

そして、自分のルールを伝えます。こういった場合、自分は、これはこうすべき（こうあるべき）だと思っているという部分です。

最後に、相手の「背景」「ルール」「感情」に関する質問をします。たとえば、仕事中の態度が問題なら「そういった態度をとらざるを得なかった背景（事情）があるのではないか。それともルールが違うのか、あるいは何らかの感情を抱いているのか」と質問し、できればそれを教えてほしいというのです。

慣れないうちは、少し面倒な作業になりますが、こういった話し合いをすることは、スタッフとの摩擦を解消するだけでなく、ルールをすり合わせたり、相互理解を深めることにもなり、その結果、信頼をベースにした強い関係を構築できます。

つまり、忙しい院長が、手間と時間をかけるだけの価値のある作業なのです。

## 45 人間関係は自分関係、まず自分とのコミュニケーションを

　ここまで、コミュニケーションを成功させるロジックから、スタッフを変えるミーティングの仕方、普段のコミュニケーションのとり方、相手を見る視点まで、コミュニケーションについて、さまざまな角度からアプローチしてきました。

　歯科医院はヒューマンビジネスで、スタッフ1人ひとりの知識や技術、人間性、そしてチーム力が、収益になるビジネスモデルです。

　そのため、スタッフが全員で目標を達成することに、高いモチベーションを持っているかどうかが、直接、収益に反映されます。それだけに、コミュニケーションは、院長が、何よりも真剣に取り組まなければいけないテーマです。

　コミュニケーションと聞くと、相手との間で行われるものだけだとイメージしがちですが、コミュニケーションには、もうひとつ、「自分とのコミュニケーション」があります。

　自分に向かい合い、自分の状態を把握して、テーマに関する自問をするのが、自分とのコミュニケーションです。

　たとえば、自分がスタッフにマイナスの感情を持っているとき、この感情は、ストレスを受けることで湧き上がってきているひとつの反応なんだと、自分の状態を正しく把握し、その感情に振り回されることなく受け入れ、その上で、問題点を解決するための正しい質問を自分自身にできる人が、自分とのコミュニケーションがとれている人なのです。

　自分とのコミュニケーションをとろうと思うと、自分に向かい合うことが不可欠になります。たとえば、スタッフにストレスを受けてい

〔図表45〕　自分との関係こそコミュニケーションのキー

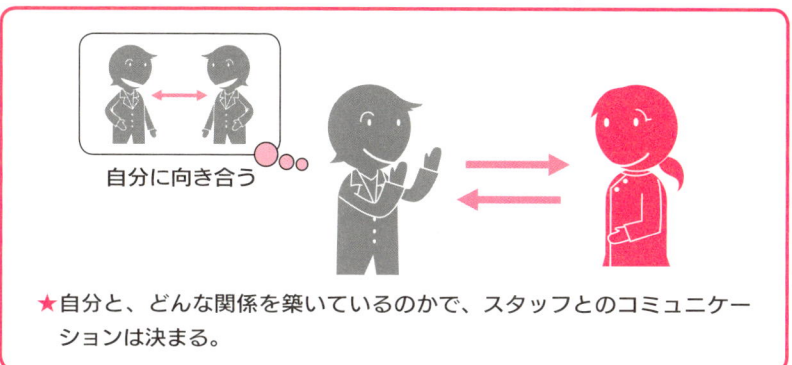

★自分と、どんな関係を築いているのかで、スタッフとのコミュニケーションは決まる。

るとき、自分に向かい合ってみると、その原因が自分にあることに気づかされることがあります。自分の足りなさや至らなさゆえに、スタッフにそのような行動をとらせている場合です。

自分に向かい合わないで、自己正当化と他者批判をし、相手を悪だと決めつけたほうがラクなのですが、このように自分に向かい合うと、時には辛いこともあります。

でも、自分に向かい合えない人は、スタッフにも向かい合うことはできません。そして、膝をつきあせて向かい合わなければ、相手とのコミュニケーションを成立させることもできないのです。

人間関係は自分関係です。自分を見ようとしない人は、人を見ることもできないし、自分を理解しようとしない人は、人を理解することもできません。自分を評価できない人は、人も評価できないし、自分を許せない人は、人も許すことはできません。つまり、コミュニケーションの根幹にあるのは、自分との関係なのです。

本当にいい組織をつくるために、しっかり自分に向かい合い、感情に振り回されることなく、自分とのコミュニケーションをとることを心がけましょう。

## 46 デンタルIQよりもクリニックIQが成功のポイント

　患者さんのデンタルIQを高める取り組みをしている医院が増えています。これは、デンタルIQが高くなれば、歯科治療に対する関心度が高まり、無断キャンセルや治療の中断は減るし、自費治療や定期メインテナンスを受ける人を増やすことができるからです。

　確かに、そういった効果があるというのは、間違いないことですが、デンタルIQさえ高めれば、そうなるのかというと、そうではないのです。

　たとえば、インプラントや矯正治療などの相談に訪れた患者さんに、一生懸命説明したら、「治療を受ける方向で考えます」と喜んで帰っていったのに、しばらくしてその人が他の医院で治療を受けているのを知った——そんな話を聞いたことはありませんか？

　熱心にお口の健康に関する啓蒙活動を行っていたのに、近所に新しい医院ができたら、そちらに患者さんが流失してしまった——そんな話も聞いたことがありませんか？

　なぜ、こんなことになったのでしょう？

　それは、デンタルIQは高めていたが、クリニックIQを高めることができていなかったからです。

　クリニックIQとは、どんな医療を提供しているのか、医院の強みや特長、実績といった医療機関としてのコアベネフィットにあたる部分と、医療に対する想いやこだわり、そして院長やスタッフの人柄や人間性といった性質にあたる部分です。この両方が伝わって、初めて、その医院で治療を受けるかどうかが決定されるのです。

　もっといえば……。患者さんにとって、治療が必要かどうかも大切

第5章　人間を大切にする歯科医院を目指す

〔図表46〕　　　　デンタルIQとともにクリニックIQを

### 情報と欲求

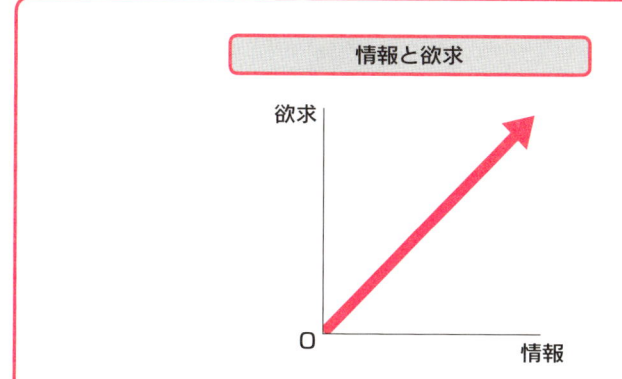

（欲求と情報が比例するグラフ）

★情報量と欲求の高さは比例するので、情報量が多ければ多いほど、基本的に欲求は高まる。

★デンタルIQを高めることで、来院し続けることや、自費治療に対する欲求は高まる。でも、それだけでは、収益を伸ばすことはできない。

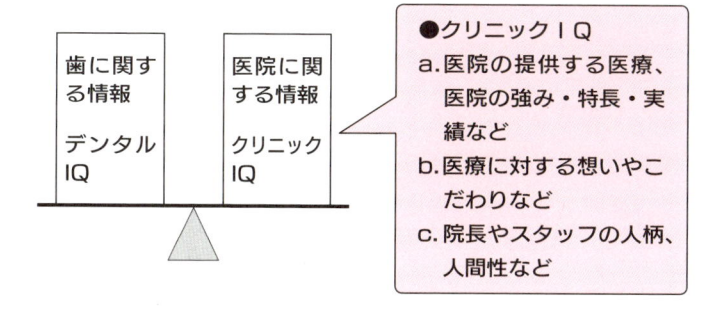

| 歯に関する情報 | 医院に関する情報 |
|---|---|
| デンタルIQ | クリニックIQ |

●クリニックＩＱ
a. 医院の提供する医療、医院の強み・特長・実績など
b. 医療に対する想いやこだわりなど
c. 院長やスタッフの人柄、人間性など

デンタルIQに加え、クリニックIQを伝えることで、「ここで治療を受けなければいけない理由」が生まれ、収益を伸ばすことができる。

ですが、誰からその治療を受けるのかは、もっと重要なのです。ですから、デンタルIQを高めると同時に、クリニックIQを高める取り組みに力を入れるべきなのです。

## 47 クリニックIQをどうやって伝えるのか？

クリニックIQを高めるために伝えるべき項目は、次の3つです。
(A) 理想とする医療と、医院の強みや特長
(B) 医療に対する想いやこだわり
(C) 院長やスタッフの人間性

この3つを患者さんに伝え、共感してもらえれば、どんなに新しい医院が近所にできても、患者さんが流出することはなくなります。

そもそも、流失してしまうのは、内装や設備、対応など、表面的なもので差別化をしていたからです。新しい医院ができ、内装も設備も新しく、スタッフも若いと、そちらに流れてしまうのです。

しかし、上記の3つは、他院にはありません。ここに魅力を感じていただければ、患者さんが流出することはなくなります。

この3つを患者さんに伝える方法も、基本的にはスタッフに伝え、共感を起こす方法と考え方は同じです。つまり、ストレスがない状況をつくり、その上で、新皮質に働きかけるというステップで伝えていくわけです。この点については、拙著『歯科医院経営・院長としてやるべきこと、やってはいけないこと』（クインテッセンス出版刊）に詳しく書いていますので、そちらを参考にしてください。

なお、(C)に関しては、各種ツールを使って情報を伝えることも大切ですが、直に接する中で感じていただくことも重要です。

交渉力が高いことで有名な、ある上場企業の経営者が、以前「人は必要だから買うのではなく、必要な人から購入する」といっていましたが、まさにそのとおりで、院長やスタッフの人間性を直に感じとっていただき、患者さんにとって必要な人になれば、提案を素直に受け

〔図表47〕　　　　　クリニックIQが歯科医院の最終系

★人は必要だから買うのではなく、必要な人から購入する！

★患者さんに「この人がいうのだから、間違いなくそうしたほうがいい」と思っていただける関係を構築する！

★それが歯科医院の目指すゴール、最終系であり、そのためにクリニックIQを高めよう！

　入れてもらえるようになります。つまり「この人がいうのだから、間違いなくそうしたほうがいい」と思ってもらえる関係を築くことができます。こういった関係を築くことが、歯科医院が目指す、患者さんとの関係の最終系、目指すべきゴールなのです。

　この関係になれば、理想の医療を、そのままダイレクトに収益に転換することができるからです。もちろん、競合医院に流出することなどなくなります。

　そのカギを握っているのは、やはりスタッフです。院長が理想とする医療を提供することに高いモチベーションを持ち、仕事を通して自己実現していこうとする「強い組織」をつくらなければなりません。その上で、患者さんとスタッフの接点を、どのようにつくっていくのかを考えることです。

　ある医院では、わざと院内の移動動線を長くし、待合室から診察室まで、患者さんとスタッフが一緒に歩く時間をつくっていますし、別の医院では、患者さんとスタッフが触れ合うイベントを定期的に開催しています。

　こうして、肌で人間性を感じることができるシチュエーションをつくることで、患者さんを医院の真のファンにしていくのです。

## 48 これからの歯科医院経営で成功するキーポイント

　近年、歯科医院経営を取り巻く環境が厳しくなってくることで、多くの歯科医院経営者が出口を求め、さまざまな学習や取り組みを始めています。

　収益を伸ばす方法を学んだり、各種システムを導入したり、コンサルタントと一緒に仕組みをつくったり……。

　でも、そういった方法論だけで収益を伸ばすのは、実は難しくなってきています。どんな業界でも、市場の成熟度によって顧客のニーズは変化し、効果的な販売方法は変化しますが、歯科医療を取り巻く環境も成熟化がすすんできたことで、次のステップへと一歩踏み出す時期にきています。

　今から50年くらい前であれば、飲食店は、食事さえ出していればお客が集まりました。そこから、時代がすすむとともに、味が求められるようになり、次にお店の雰囲気、そして接客レベルが求められるようになりました。

　このように、市場の成熟度によって、求められるものは変わり、そのつど、効果的な発展方法も変わってきました。

　歯科においても、かつては開業して真面目に仕事をしていれば、患者さんが集まる時代がありましたが、市場が成熟化するとともに、医院の雰囲気や設備、対応が求められるようになったのです。

　では、これからの時代はどうでしょうか？

　それは間違いなく、院長やスタッフと患者さんの間に、どんな関係を構築できるのかによって歯科医院の発展は決まることになるでしょ

第5章　人間を大切にする歯科医院を目指す

〔図表48〕　歯科におけるニーズの変化とライフサイクル

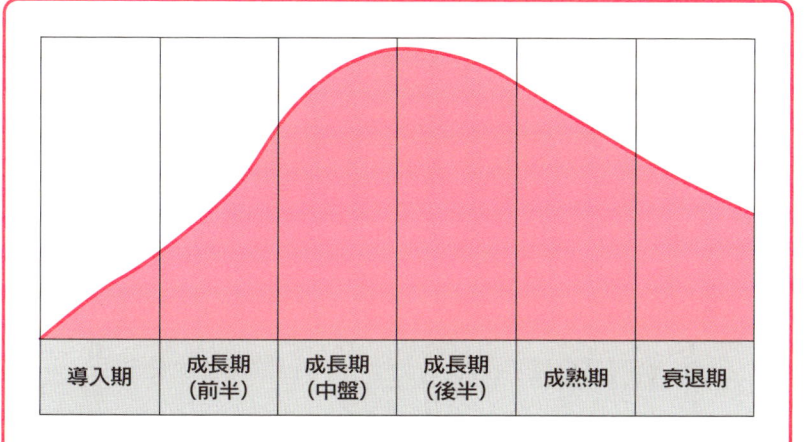

| 導入期 | 成長期<br>(前半) | 成長期<br>(中盤) | 成長期<br>(後半) | 成熟期 | 衰退期 |

＊導入期：〔発展条件〕開業し、真面目に仕事をすること
＊成長期(前半)：より良い医療を提供すること
＊成長期(中盤)：キレイな内装や設備が充実していること
＊成長期(後半)：ていねいな説明や対応をしていること
＊成熟期：医療に対する想いや、人間性に共感してもらい、より強い関係を構築すること

★どんな業界でも、導入期は、商品があるだけで売れる。そこから、時代がすすむとともに、品質やサービスが求められるようになる。しかし、市場が成熟化をすると、品質やサービスは当然になり、それに加え、どのような関係を構築しているのかが明暗を分ける時代が訪れる。

う。どの業界でも市場の成熟化が最終段階にきていること。そして、社会環境や生活スタイルの変化により、多くの人は「つながり」を強く求めるようになっているからです。

このニーズに対応できた歯科医院こそが、これからの時代に、発展することができるのです。そのためには、真剣に組織づくりに取り組むべきです。

## 49 幸せな成功者になるための"7つの鉄則"を実践する

　世の中には、不幸せなお金持ちと、幸せな成功者がいることを、最初にお話してきました。あなたが経営者として目指すのは、改めていうまでもありませんが、「幸せな成功者」です。
　そうなるための鉄則を、この本の随所に書いてきましたが、重要なことなので、ここで"7つの鉄則"としてまとめておくことにします（次ページ図参照）。

　経営におけるゴールとは、経営者が幸福になること。それには、幸せのカタチとともに、哲学を実現することです。
　そのためには、向こう1〜3年間の間に達成すべきミッションを定め、そこから逆算をして、やるべきこと、取り組むべきことを洗い出しましょう。
　そして、洗い出しが終わったら、やるべきこと、やらないことを分別し、やるべきことで重要なものから、どれくらいの資源を投入するのかを決定します。
　そして、定期的にプロセスをイメージし、効果的にゴールを達成するには、どのような協力者が必要なのかを明確にしてください。
　ここまでをしっかりやるだけでも、経営は変わります。
　そして、ひとつの成果を次につなげるように意識しましょう。
　集めた患者さんをリコール患者さんにしたり、既存の患者さんから口コミを起こすといったことはもちろん、成功事例（実績）をまとめ、他の患者さんの信頼獲得や、プレスリリースに使うのです。
　また、ブログの内容をホームページのコラムに使ったり、ニュース

〔図表49〕　　　幸せな成功者になるための"7つの鉄則"

鉄則1：ゴールを明確にする
鉄則2：ゴールから逆算して考える
鉄則3：やるべきこととやらないことを分別する
鉄則4：やるべきことに、資源と力を集中させる
鉄則5：プロセスをイメージする
鉄則6：ひとつの成果を次につなげる
鉄則7：成功を分かち合う（経営を団体戦にする）

★紙に書き出して、机の上に張り出しておこう！

レターの記事に使う、ひとつのイベントが成功したなら、次は、その参加者に友人を連れてきてもらうなど、ひとつの成果を、次の成果につなげるように組み立てていくのです。

　人間が持つ能力に、それほど差はありません。うまくいく人はひとつの成果を出したとき、そこで終わるのではなく、それを次の成果を生み出す種にしていきます。ですから、効率よく結果を生み出しているのです。

　そうやって、ミッションを達成できたら、その成功をステークホルダーと一緒に、分かち合いましょう。ステークホルダーとは、スタッフ・患者さん・業者さんなど、医院の経営に関係するすべての人たちです。そうすれば、次のミッションを目指すとき、さらに協力者を増やすことができます。

　1人でできないことでも、力や知恵を出してくれる人がいれば、必ずうまくいきます。成功を分かち合うことで、経営を団体戦にすることができるのです。

## 50 自院をブランド化していこう

　近年、歯科でも、ブランディングを意識している院長が増えています。ブランディングを辞書で引くと、「顧客や消費者にとって価値のあるブランドを構築するための活動。ブランドの特長や競合する企業・製品との違いを明確に提示することで、顧客や消費者の関心を高め、購買を促進することを目的としている」と書いてあります。

　わかりやすくいうと、対象に「〇〇といえば□□」と思い浮かべていただけるようになるのが、ブランド化されるということ。たとえば「予防歯科といえば小林歯科医院」「安心の医療を提供しているといえば、山田デンタルクリニック」「親身になって相談に乗ってくれるといえば斎藤歯科」となるのがブランド。そして、そのための活動がブランディングなのです。

　ブランド化されると、新患の獲得はもちろん、さまざまな面で収益は伸ばしやすくなります。また、広告費は少なくてすむので、同じ売上でも利益は増えます。

　それに歯科医院は、地域密着型で商圏が限られているために、ある意味、ブランド化がしやすいのです。これらを考えると、歯科医院経営者がブランディングに興味を持つのは当然です。

　では、具体的に、どうすればブランド化ができるのでしょうか？
　ブランディングと聞くと、イメージを訴求していくものと考えている人が多いようです。たとえば、パンフレットやホームページ、広告はもちろん、白衣や院内の雰囲気を、コンセプトにそって統一させていくことで、ブランド化ができるという考えです。

第5章　人間を大切にする歯科医院を目指す

〔図表50〕　　ブランディング＝ブランド化するための活動

> ブランド化するための、もっとも効果的な方法
>   ①患者さんとの約束を守る
>   ②増やしたい治療の患者数を増やす
> ★イメージの訴求は、ブランディングの中では補助的なものである！

　でも、本当のブランド化は、「約束を守る」と「利用者を増やす」の２つを実行することで構築されるものです。

　たとえば、ルイビトンは、高いレベルの品質とデザイン性という約束を守り続けているから、ブランドなんです。もし「売りやすいから」という理由で、安価だけど品質やデザイン性の低い商品を売り出したりしたら、ルイビトンはブランドではなくなります。

　さらに、販売数を増やして利用者を増やすことでブランド化をはかる——実際に使った人は、その良さを肌で実感するわけですから、そういった人が増えれば増えるほど、ブランド化がすすんでいきます。

　イメージを訴求することも大切ですが、この２つが、もっとも効果的なブランディングの活動なのです。

　院長にとっての「理想の医療」を患者さんに伝え、それを提供していくという約束を守り続けること。そして、理想の医療と一緒に考えた、具体的に増やしたい治療項目を、自信を持って患者さんに提案し、その治療数を増やすこと。

　これを繰り返していくことで、あなたの医院は地域でブランド化していきます。

## ■おわりに

「最近、人と話すのが楽しくて……」といったのは、友人の会社経営者です。通っている歯科医院で、ホワイトニングをすすめられて、少し前から治療を受けていたのです。

昨年、インプラント治療を受けた別の先輩経営者からは、食事に誘われる機会が増えてきました。以前は、こちらからお誘いをしても、断られることが多かったのに……。

友人の大学生になる娘さんは、矯正治療を受けてから明るくなったといいます。オシャレになり、すっかりキレイになった娘を見て、父親である友人は嬉しさ半分、少し複雑そうです。

「歯科ほど素晴らしい仕事はない」といったのは、友人で歯科医師でもある井上裕之氏ですが、私の周りで、快適で豊かな生活を手に入れている人を見るたびに、サポート先の医院で、患者さんから寄せられた喜びの声を見せていただくたびに、そのことを実感しています。そして、人をステキな笑顔にする歯科医院経営をサポートできる仕事をしていることを、心から嬉しく思っています。

話は飛びますが、医療は大きく「対処療法」と「根本療法」の2つに分けることができます。改めて説明する必要はないとは思いますが、症状だけを封じ込めるのが対処療法で、病気の根本から改善するのが根本療法です。

経営を改善するにも、同じように「対処療法」と「根本療法」があると思います。目の前の収益を増やしたり、短期的にスタッフのモチベーションをあげる対処療法と、本当の問題点（原因）を見つけ出して、

そこにメスを入れる根本療法です。

　対処療法だと、その場の問題を封じ込めるだけなので、また再発します。でも、根本療法を行えば、もう同じ問題に悩まされることはなくなります。

　10年にわたり、歯科医院経営のアドバイスをしてきた私が、近年、強く感じているのは、数年前までは対処療法でも十分うまくいったのに、それだけでは結果が出ない時代になってきているということです。これからは、経営を根本的に見直すことと、スタッフに真摯に向かい合うことができるかどうかが、歯科医院経営の発展を決めることになるでしょう。

　ところが、こういった話を歯科医院経営者の方にさせていただいても、これまで方法論で結果を出してきた方ほど、対処療法にこだわり続ける傾向があります。人間は、自分の成功体験を繰り返そうとする性質を持っているので、仕方がないといえば、仕方がないことなのですが……。

　この本を読まれた院長先生には、そうなってほしくないと思っています。時代の変化を知り、この本の内容を参考に、経営の根本療法を実行していける経営者になっていただくことができれば、これ以上の幸せはありません。

　もちろん、理想の医療と哲学の実現という、高邁な目的を持って経営に取り組んだからといって、前途洋洋とした未来だけが待っているわけではないでしょう。さまざまな障壁や課題にもたくさん遭遇することもあるかもしれません。

　そんな中でも、出口を求め、哲学からブレることなく、実践を続ければ、必ずそれらを乗り越え、経営を成功させることができると信じています。

最後に、私が好きな言葉をお贈りし、筆をおくことにします。
　「求めよ、そうすれば与えられるであろう。捜せ、そうすれば、見出すであろう。門をたたけ、そうすれば、開けてもらえるであろう。すべて求める者は得、捜す者は見出し、門をたたく者は開けてもらえるからである」　〜マタイ７章７節〜
　実践するものは、美しい！
　実践する院長＝経営者になっていきましょう！

　平成25年10月10日

妹尾　榮聖

●著者のプロフィール

妹尾　榮聖（せのお　えいしょう）
有限会社MUSUHI代表取締役。飛び込み営業を皮切りに、テレアポ、ルートセールスとさまざまな営業を経験するが、どの業界でもトップレベルの実績を叩き出す。豊富な経験を通して培った独自の視点で、人間の心の動きを軸にしたマーケティング理論を構築。誰にでも理解でき、実践できて、結果を出せる独自のマーケティング理論は、小売業から販売会社、歯科医院など幅広い業種で高い評価を受けている。
机上の空論を嫌い、現在も自ら営業を行って、その結果をコンサルティングやセミナーにフィードバックし続けている現場実践主義でもある。主な著書に『歯科医院経営・院長としてやるべきこと、やってはいけないこと』（クインテッセンス出版）がある。

有限会社　MUSUHI
〒531-0072　大阪市北区豊崎4-9-16　白苑ビル102
TEL：06-6359-2700
Email：eishow@musuhi1000.jp
URL：http://dental-no1.net/

図解　歯科医院経営を成功させる50の心理法則

2013年12月10日　第1版第1刷発行

| 著　　者 | 妹尾　榮聖 |
| --- | --- |
| 発 行 人 | 佐々木一高 |
| 発 行 所 | クインテッセンス出版株式会社<br>東京都文京区本郷3丁目2番6号　〒113-0033<br>クイントハウスビル　　電話(03)5842-2270(代　表)<br>　　　　　　　　　　　　(03)5842-2272(営業部)<br>　　　　　　　　　　　　(03)5842-2280(編集部)<br>web page address　　http://www.quint-j.co.jp/ |
| 印刷・製本 | サン美術印刷株式会社 |

©2013　クインテッセンス出版株式会社　　　　禁無断転載・複写
Printed in Japan　　　　　　　　　　　　落丁本・乱丁本はお取り替えします
　　　　　　　　　　　　　　　　　　　　ISBN978-4-7812-0348-5　C3047

定価はカバーに表示してあります

● 好評の「歯科医院経営実践マニュアル」シリーズ ●

〔歯科医院経営実践マニュアル vol.05〕

## 金持ち歯科医になる！
## 利益を出す経営の極意

山下剛史（デンタルクリニック会計事務所）
A5判・定価本体2,000円（税別）

医院にお金を残す秘訣は、ストラック図でキャッシュフロー経営をマスターすること。「利益は出ているのに、なぜかお金が残らない？」「1日何人の患者さんが来れば利益は出るの？」など、院長先生の疑問に図解でズバリ回答！

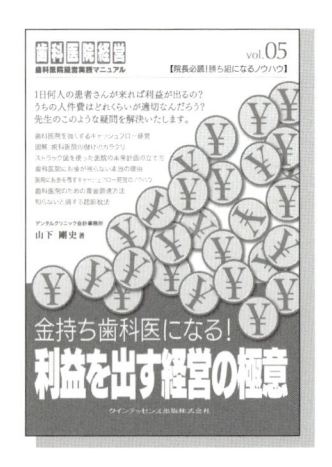

〔歯科医院経営実践マニュアル vol.24〕

## あなたの歯科医院を
## 90日で成功させる

山下剛史（デンタルクリニック会計事務所）
坂井秀明（医療法人育歩会坂井歯科医院院長）
A5判・定価本体2,000円（税別）

**1日患者数100人、自費率50％の歯科医院をつくる物語！** 医院存続の危機にあえぐ院長が成功医院をモデルに医院再生にチャレンジ。見事経営を軌道に乗せていく。院長の行動・心の揺れが、生きた医院経営を教える。

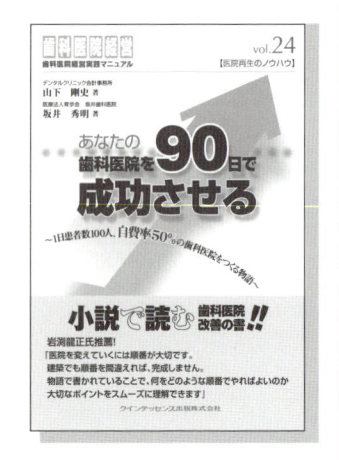

---

クインテッセンス出版株式会社
〒113-0033 東京都文京区本郷3丁目2番6号 クイントハウスビル
TEL. 03-5842-2272（営業） FAX. 03-5800-7592 http://www.quint-j.co.jp/ e-mail mb@quint-j.co.jp

● 好評の「歯科医院経営実践マニュアル」シリーズ ●

〔歯科医院経営実践マニュアル vol.31〕
### 営業のプロが教える
### 自費率が2倍になるプレゼン話法
吉野真由美（㈳国際医療経営学会代表理事）
A5判・定価本体2,000円（税別）

**歯科界の常識を覆す"魔法のトーク"が満載！**
治療説明に3割、価格説明の後のクロージングに7割の時間とエネルギーを傾注しよう。断り文句を乗り越えて申し込みに導く吉野式「営業の極意」が自費率アップを約束する。

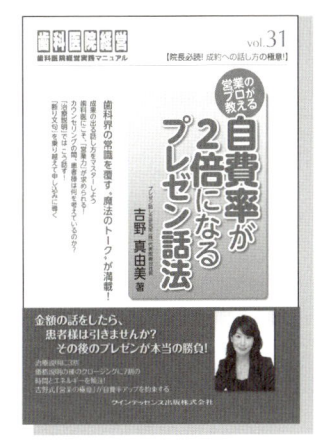

〔歯科医院経営実践マニュアル vol.41〕
### 歯科医院経営・院長として
### やるべきこと、やってはいけないこと
妹尾榮聖（㈲MUSUHI代表取締役）
A5判・定価本体2,000円（税別）

歯科医院の経営環境が厳しくなった原因は、市場環境が変ったため、歯科医院で収益を伸ばすルールも変わってきたことにある。従来の歯科医院経営の常識にとらわれず、院長として「やるべきこと」「やってはいけないこと」の違いをしっかり認めること。

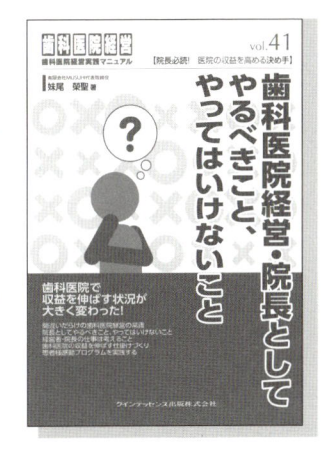

**クインテッセンス出版株式会社**
〒113-0033 東京都文京区本郷3丁目2番6号 クイントハウスビル
TEL. 03-5842-2272（営業） FAX. 03-5800-7592 http://www.quint-j.co.jp/ e-mail mb@quint-j.co.jp

● 好評のQDMシリーズ ●

〔QDM vol.01〕
## 図解：ドラッカーに学ぶ歯科医院経営50のヒント
井上裕之（医療法人社団いのうえ歯科医院理事長／経営学博士）
A5判・定価本体2,000円（税別）

歯科医院の経営と真剣に向き合うために、第3のブームにあるピーター・F・ドラッカーの経営理論を紹介。著者・井上裕之が自院で実践し、歯科医院のレベルまで落としこんで、難解といわれるドラッカー理論をわかりやすく、図を織り込みながら解説。

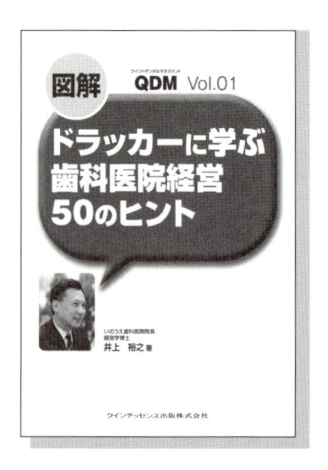

---

〔QDM vol.02〕
## 図解：歯科医院の人事労務に関する50の留意点
稲好智子（（株）フォーブレーン代表取締役／特定社会保険労務士）
A5判・定価本体2,000円（税別）

「まともに残業代を払っていたら、医院の経営が成り立たない」「人が少ないから育児休業なんて、とてもムリ」などと、簡単に考えていたらアウト！　本書は、小難しい歯科医院の人事労務に関する留意点、トラブル防止のヒントを、図表で、簡潔に解説する。

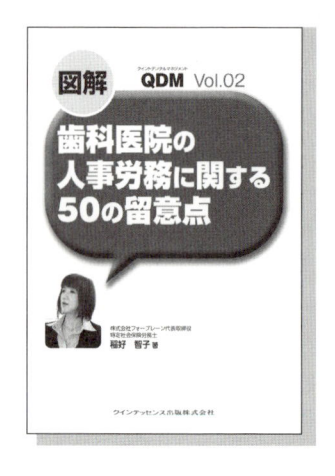

---

**クインテッセンス出版株式会社**
〒113-0033　東京都文京区本郷3丁目2番6号　クイントハウスビル
TEL. 03-5842-2272（営業）　FAX. 03-5800-7592　http://www.quint-j.co.jp/　e-mail mb@quint-j.co.jp